OHSAMA BUNKO

3D写真で目がどんどん良くなる本

【動物編】

栗田昌裕

三笠書房

「立体視」には、こんなにすごい効果がある！――はじめに

3D写真を用いて、「眼力」を高め、視力も良くする方法を本書は紹介します。

前著『3D写真で目がどんどん良くなる本』では、風景の3D写真を用いて「眼力」を高める方法を紹介しました。

本書では、たくさんの動物の写真を用いて訓練内容のレベルアップを図ります。

ここで述べる眼力とは、目のシステムを最大限に活用して、スピーディに情報を吸収する力です。人間は情報の大半を目から取り入れています。したがって、目の使い方のよしあしが、日常での情報収集能力を高める上で極めて重要です。

この際に眼力が強い人は、ものを素早く見て、素早く判断することができます。

しかも、眼力が強い人は、能力が活性化して元気です。

眼力が弱いと、ものを見ているつもりでも、見えていないし、理解できません。

眼力が弱い人は、ものごとをあいまいにとらえ、記憶もあいまい、考え方もあいまいで、元気度も低いものです。だから、眼力を強化することが重要なのです。

本書の特徴は、立体視を楽しみながら行うことを通して、自然のものに対する3D

眼（3Dアイ、三次元眼）を磨き、まるごと取り込んで、心の中の映像空間を広げて、能力を高め、元気になることを目指すことにあります。

その過程で、センス・オブ・ワンダー（すばらしいと感ずる心、不思議だと感ずる心、すごいと感ずる心）が活性化され、生きる活力や生きる勇気が生まれます。

私は1987年から栗田式SRS能力開発法を提唱し、速読法を柱とした能力改善のための技術を4万人以上の人に直接、指導してきました。

立体視ができる図や写真を用いた訓練は、その一環として用いているものです。

立体視訓練には、以下の5大効果があることを知り、それを体験してください。

第1の効果は自律神経調和効果。第2の効果は眼筋の均等使用効果です。

第3の効果は視野の均等使用効果。第4のヒーリング効果は内面空間の確立効果。

第5のヒーリング効果は内面空間の拡充効果です。

そもそも私が立体視を栗田式SRS能力開発訓練に導入したのも、このような諸効果があるからです。本書の最終章では、その能力開発法の展望も述べます。

皆さんが目と心身の状態を維持して快適な日々を過ごす上で、本書がよき一助となりますように。

栗田昌裕

3D写真で目がどんどん良くなる本［動物編］／目次

1章

一日たったの5分で視力がみるみるアップ！
眼力の向上で、「見る力」と「頭の働き」を同時に高める

2章

まずはこの立体視に挑戦しよう！ クロス法とパラレル法で眼力がどんどん活性化！

3章

知らなかった動物もいっぱい、楽しくてためになる！ たくさんの効果がギュッとつまった3D写真

(アイウエオ順)

4章

栗田式なら視力が改善するだけでなく、速読力も短期間で身につく！

1章

一日たったの5分で視力がみるみるアップ!
眼力の向上で、「見る力」と「頭の働き」を同時に高める

「眼力」は視力だけでなく知能を支える

目は人間の持つ感覚の中でもっとも高度に発達した器官です。

私たちは時々刻々、その目からたくさんの情報を受け取りながら生活しています。

私たちの受け取る情報の8割もが目から入ってくると言われており、目はまさに情報の窓であり、しかも心の窓なのです。

だから、目が良いか悪いかが、大きな問題になるのです。実際、目が見えなくなった状態を想像すれば、目の役割がいかに大きいかが容易にわかるでしょう。

この目の働きを、通常の人は「視力」としてとらえますが、実は視力は「ものを見る」働きのごく一部にすぎません。

「ものを見る」働きには、目を通して受け取った情報を「判断する」力が大きく関わっていることを見過ごしてはいけません。この判断力は知能に直結します。

そこで私は、「ものを見る」働きを総称して、「眼力」という言葉で表現します。

本書はこのような知能のよしあしにもつながる「眼力」を高めるための本です。

立体視の技術はそのような「眼力」を高め、洗練するために大いに役立つのです。

中心視野と周辺視野の違いを知る

眼球に入った光の情報は、水晶体というレンズを通って、網膜《もうまく》に投影されます。

このとき、眼球の筋肉は、見たいと思う対象からの光の情報が両眼にきちんと届くように調節をします。うまく筋肉が調節されると、光の情報は網膜のもっとも鋭敏なところに届き、識別しやすくなります。この光の道筋を通常は「目線」と呼びます。

網膜は球面状に広がっていますが、そのうち特に鋭敏な領域を、生理学では「黄斑《おうはん》」と呼びます。これは網膜を眼底鏡でのぞきこむと、そこが黄色く見えるからです。

黄斑は非常に狭い領域ですが、視細胞が網膜の他の領域よりも高い密度で分布していますので、そこでは対象をより細かく識別できます。したがって、無意識に眼球を動かして、見たい対象の映像がちょうど黄斑に来るように自動的に調節しています。

黄斑の部分でものを見ることを、本書では「中心視野で見る」と呼びます。

黄斑以外の部分でものを見ることを、「周辺視野で見る」と呼びます。小さい活字を一字一字読むときは、主に中心視野を用いています。それに対して、広がった風景を何げなく見ているときには、主として周辺視野を用いているのです。

中心視野ばかりを用いていると目が疲れる

日常で細かいものばかりを見ている人を想像しましょう。その人は、たとえば、パソコンの画面上や、頁の上の文字などを見続けています。

すると、小さい文字がちょうど中心視野で見えるように眼球の筋肉は絶えず働き続けます。緊張が持続すると疲労感が生ずるようになります。これが「眼精疲労」です。眼球の筋肉は左右とも3対ありますが、眼球の筋肉が働くときには、首の筋肉や肩の筋肉も連動して動きますので、眼精疲労が生ずるときには、同時に緊張や疲労が首や肩にも生じて、「首こり」「肩こり」が伴うことになります。

それだけではありません。一定の距離にある対象を見るときには、目の水晶体（＝レンズ）の調節も一定に保つために、水晶体の厚さを調節する毛様体《もうようたい》という筋肉が絶えず緊張して働き続け、自由に動く力を失ってゆきます。すると、パソコンの画面や書類から目を離しても、水晶体が自由に動く範囲が狭まっているため、画像を網膜にきちんと合わせることができず、仮性近視などの一過性の視力低下が生ずるのです。

老眼では、レンズを調節する自律神経の働き自体が低下して見づらくなっています。

自然を見ているときは目は疲れない

それに対して、広々とした青空の下で、ゆったりとくつろいで豊かな自然を見ているときのことを考えましょう。

そのときには、何かを注意して見続けなくてはいけない義務はありませんので、周辺視野を用いて風景を大きく眺め、眼球の筋肉も自由に動いて楽しみながら、何時間風景を見ていても、目が疲れることもなく、肩や首がこることもありません。

もちろん、そのつど特に見たいものがあれば、中心視野で気楽に見ているのです。目はもともと「ものを見る」ための器官ですから、このように楽しみながら網膜全体でものを見ているときには、疲れることはないのです。

その上、このような見方をしていると、眼筋はまんべんなく使われ、毛様体もレンズを厚くしたり薄くしたりと、さまざまな働きをしますから、自然に訓練が行われ、機能が低下することもなく、偏《かたよ》りも生じないのです。

以上から、眼力を改善する第一歩として、①遠近の両方を見ることと、②周辺視野を用いることとの2点が重要であることがわかるでしょう。

速読をすると目が疲れないのは、なぜ?

眼力を改善するためには、周辺視野が重要であることがわかったでしょうか。このことを立証する興味深い事実をお知らせしましょう。

一般に、本を読み続けると目が疲れて、しかも肩こり、首こりが起きる、という人が少なくありません。その仕組みは、前に説明した通りです。

ところが栗田式速読法を学んで訓練すると、本を読んでも目が疲れなくなるのです。栗田式速読法は1987年から直接指導が開始され、現在までに4万人以上の人が学んだ独創的で実践的な訓練体系です。訓練開始前に、眼精疲労、肩こり、首こり、頭痛、ストレスなどの不調の度合いを調べておき、10回の講習のうち5回目(1カ月目)、9回目(2カ月目)に調べ直してみると、不調はどんどん改善しているのです。

その理由の一つに「従来の読書は中心視野だけを用いて読むが、速読法では周辺視野を用いて読む」ことがあげられます。本書で行うような立体視の訓練は、もともとは栗田式速読法の訓練の一部なのですが、受講者の視力が改善された事実をふまえて、本書にも紹介する「視力回復法としての立体視訓練」を開発した経緯があるのです。

眼力の本質は脳にある

以上は、眼球での出来事について説明をしましたが、「ものを見る」働きの本当に大事なところは脳にあります。目は光の情報を受け取る場所にすぎず、本当に「見てわかる」作業、すなわち「認識」や「判断」をしているのは脳だからです。

網膜に入った光の情報は、視神経という神経を経由して、大脳の後ろにある視覚領《しかくりょう》という場所に行きます。視覚領は視覚野《しかくや》とも呼びます。

視覚領では、情報はまず、一次視覚野というところに行きます。そこは、網膜の情報がそっくり映されるスクリーンのような場所だと思えばよいでしょう。

一次視覚野の構造は、スクリーンと同様に、網膜ときれいな対応がつきます。

しかし、そこに行っただけでは、見えたものが何であるかはまだわかりません。

一次視覚野の情報は、さまざまな特徴ごとに分解されて、周囲のより高いレベルの情報処理をする領域に広がって、判断が行われ、過去の体験や知識と照合されます。

その結果が総合されて、初めて、見ているものが何であるかが「わかる」のです。

大事なことは、この段階がレベルアップすると視力も改善する事実があることです。

立体視で「目の力」と「脳の力」をともに高めよう

以上から、眼力は「眼球（目）」と「脳」の2段階で成立していることがわかります。これは当然のことなのですが、視力を考える上で、案外そのことがわかっていない人が多いことに驚かされます。

一般の人は、視力は「目」の問題だと思いがちです。しかし、それは間違いだというとがおわかりいただけたでしょうか。

眼力が、眼球レベルの問題と、脳のレベルの問題とに分解できると、それぞれを両方とも鍛えることに意味があることがわかるでしょう。

興味深いことに、立体視訓練は、その2つを同時に鍛える訓練になっているのです。

2章で紹介するように、立体視訓練は、2対の画像を融合して一気に見る訓練です。このときに、①目線を調節して、画像を脳にきちんと届ける段階、②脳に届いた画像が脳で解釈される段階、と2段階があるのです。

そして、①の段階が眼球の訓練、②の段階が脳の訓練になっているのです。

まさに立体視訓練は、一石二鳥の訓練であることがおわかりでしょうか。

種々の立体視で「視覚的知能」が高まって能力がアップする

立体視訓練は1987年に私が提唱した栗田式速読法で扱われてきたものです。特に中級速読法以後の重要な訓練として指導されてきました。

その際には、「周辺視野で広く対象をとらえる眼力」を鍛えることと、脳に入った情報が「スピーディかつ自動的かつ柔軟に」解釈されるような高度の画像処理能力を鍛えることを重視して指導しています。

このような2段階の能力が磨かれると、一行ずつ読むのではなく、数行ずつ本を読むことができ、速読力が自然に獲得されることになります。その概略は最終章に解説しています。すると、驚くべきことに、速読力だけでなく、他の知的機能も高まり、さらに、身体も元気になり、不調が改善し、ストレスも解消されていきます。

実際、速読力に関しては、初級では過去385以上のすべてのクラスで平均10倍の読書速度を達成した実績がありますが、中級では平均50倍を達成しています。

また、ものごとを見て判断する力を認知能力と呼びますが、それを調べる「迷路抜けテスト」の速度は、初級で平均3倍、中級では平均4・5倍になります。

一方、足し算を持続的に行って筆記する能力は、集中力や持続力や頭の回転の速さの目印になります。これは訓練をしない人ではほとんど変わることがないものですが、初級速読法を学ぶと4割アップし、中級では5・5割アップします。

以上から立体視訓練が能力アップに役立つ技術であることがわかるでしょう。

どうして、このような能力改善が起きるのでしょうか。

それは、立体視訓練が「視覚的知能」を高めることにつながるからです。

「視覚的知能」は私の作った用語ですが、「目にまつわる能力を高めて生ずる、従来には十分に働いていなかった知能」のことを言います。

一般の人が考えている知能は、言語機能が深く関与しているので、私は「言語的知能」と呼んでいます。言語的知能は、内面で言葉を操作して、読んだり、理解したり、考えたり、思考したりするものですが、その際に、聴覚にまつわる脳の領域を主として用います。そこで、「言語的知能」は「聴覚的知能」とも呼べるのです。

それに対して、言語を経由しないで、視覚に関わる領域だけを高度に活性化すると、従来は思いもよらなかった能力が発達してくるのです。それが「視覚的知能」です。

その結果、読書速度が加速され、同時に、その他の変化も誘発されてくるのです。

「立体視訓練」で視力はこれだけ改善する！

先述したように、立体視を含めた栗田式速読法の訓練で眼精疲労と視力が改善することが見いだされました（講習前後で平均0・2の上昇）。そこで眼力を高めることを主目的とした「眼力法」クラスを設けて指導したところ、以下の成果が得られました。

10週間の訓練前後では、裸眼視力の平均値は右目で0・21↓0・67、左目で0・22↓0・67と改善しました。これは平均値の比率としては約3・2倍ですが、最初からある程度よかった人の場合、2・0以上になると測定できないために、平均値が低く見積もられています。そこで個々人の倍率を求めてからその平均値を取った値でこの変化を見ると、右目は5・3倍、左目は4・9倍です。矯正視力の平均値は、右目で0・86↓1・62になり（平均1・9倍）。左目で0・76↓1・63になりました（平均2・1倍）。これとは別に21人の成人を集めて、30分間、純粋な立体視関連の訓練を一回だけ施して視力変化を測定したところ、両眼視の平均値は、裸眼で0・33↓0・65と改善し（0・32の増加）、矯正でも0・93↓1・33と改善しました（0・40増加）。これは立体視の即時効果が明確にわかるデータです。

立体視の第1のヒーリング効果は「自律神経調和効果」

私は1988年から立体視訓練を含む本を数冊出しました。

その後になって、3D本が世の中で流行することが何回かありました。しかし、そのような3D本では、立体視はゲーム感覚でとらえられているだけで、それ以上の意義が説かれることはありませんでした。2001年には、視力と立体視とに注目して私が編集した『マジック・アイ』が実用書部門でベストセラーになりました。

拙著に対する読者の膨大な反響に接する中で、私は興味深い事実に気づきました。それは、「立体視をすると、心が平穏になったり、心が静まる」という意見が数多く見られたことです。

ストレスが解消する、頭がすっきりする、という体験も多く見られました。

このようなことから、私は立体視訓練に能力開発効果があるだけでなく、「ヒーリング効果」があることを発見したのです。

ヒーリング効果が生ずる理由は5つあります。

第1の理由は、立体視訓練をすること自体が、自律神経を揺さぶるということです。

私たちの目は、遠くを見るときには、目線が平行に近くなります。太陽のように「無限遠」に近いところを見るときには、ほとんど平行になります。しかし、それより開くことは通常人ではありません。そこから、次第に近いところを見るようにすると、目線のなす角度は次第に大きくなります。そして、目の直前や鼻先の一点を見るときに、目線のなす角度はもっとも大きくなるのです。このとき、眼球は「目が寄る」ように動きます。それと同時に、瞳孔《どうこう》（ひとみ）の大きさも変化します。

この瞳孔の変化は、輻輳《ふくそう》反射という無意識の反射で生じます。瞳孔は自律神経が司っていますので、目を寄せたり、開いたりするときには、自律神経の働きを巻き込んだ反射が働くのです。その結果として自律神経が調和すると、良い効果が生まれます。

自律神経の状態は、精神（心）の働きと密接に連動しています。だから、立体視をすると精神が平安になったり、静まったりすることが体験できる人がいるのです。

このような効果を意図的に活用する際には、「自律神経調和効果」（略して自律効果）と呼びましょう。次章からは、遠くを見るようにして立体視をする「パラレル法」と、近くを見る目で行う「クロス法」とを、交互に行うことで、この自律神経調和効果を最大限に引き出すようにします。

第2のヒーリング効果は「眼筋の均等使用効果」

ヒーリング効果が生ずる第2の理由は、眼筋をバランスよく使うことにあります。眼球の筋肉は首の筋肉や肩の筋肉と連動して動きます。そこで、眼筋の使い方がアンバランスであったり、固定していたりすることは、そのまま、首の筋肉や、肩の筋肉の使い方のアンバランスさや、固定された状態に対応します。

眼球には、「内直筋、外直筋」「上直筋、下直筋」「上斜筋、下斜筋」という3対をなす6本の筋肉がついていて、左右、上下、斜めの自由な動きを可能にしています。

しかし、実際の日常生活で、この筋肉がバランスよく使われていることはほとんどありません。そのために、筋肉の使い方自体にひずみが生じています。

ところが、立体視訓練では、意図的に、普段使わない仕方で、きちんとコントロールしながら1対の画像を見る作業をします。このことが眼球の筋肉のひずみを改善するのです。すると、肩こり、首こりが改善し、頭痛も改善する効果が得られるのです。

このような効果を「眼筋の均等使用効果」（略して眼筋効果）と呼びましょう。

2章以後で行う立体視では、この眼球の均等使用効果を最大限に用いましょう。

第3のヒーリング効果は「視野の均等使用効果」

ヒーリング効果が生ずる第3の理由は、視野を広い範囲で均等に用いることに由来します。これを「視野の均等使用効果」（略して視野効果）と呼びましょう。

視野を十分に広く使うと、情報が脳の広い範囲に入って、過去には不十分にしか使っていなかった脳の領域の働きを活発にします。これが脳の働きを高め、「身体活動をレベルアップする働き」と「精神活動をレベルアップする働き」とを生むのです。

前者は、姿勢を改善し、全身をシャキッとさせ、さらに、周辺視野から潜在意識に行く反射の仕組みを経由して、無意識の領域に働きかけ、感情や気分を改善させます。

後者は、先に説明した「視覚的知能」をダイレクトに高めることにつながります。

視野の均等使用効果を得るためには、以下の2つのことを心がけることが特に重要です。

①左右の視野をバランスよく用いて立体視をする。

②中心視野で立体視を成立させるだけでなく、周辺視野を最大限に用いて、「映像が周辺視野でもきちんと立体的な空間をなすようにする」ことです。

第4のヒーリング効果は「内面空間の確立効果」

ヒーリング効果が生ずる第4の理由は、脳の中の立体視が成立する領域を活性化することで、脳の中の新しい働きが導き出されることに由来します。これを「内面空間の確立効果」(略して空間効果)と呼びます。脳には、平面的な映像を処理する領域と、立体的な映像を処理する領域があります。実は、後者の方がはるかに高度な知的操作をしています。これは数学的に言えば、扱う対象の「次元が高い」ためです。コンピューターのことが少しわかる人は、平面画像を扱う場合と立体画像を扱う場合の困難さが、3次元の方がはるかに高いことから連想すれば理解できるでしょう。立体視はそのような高次の知的領域を高める作業になります。これは先述した「視覚的知能」を高め、イメージ能力を「空間操作が自由にできる」レベルに進化させるのです。

中学や高校で図形の問題を解くのが苦手だった人はこの領域が未発達です。立体視はそのような能力を高め、空間的な直観力を高め、知性を高めて、精神を強靱《きょうじん》にするのです。皆さんは以下の章で、風景写真や動物の画像を立体視することを通じて、立体的な世界をありありととらえ「内面空間を確立する効果」を最大限に得てください。

第5のヒーリング効果は「内面空間の拡充効果」

ヒーリング効果が生ずる第5の理由は、脳の中の立体視の空間が確立した上で、さらに、内面の空間が「広がり充実する」ことで生じます。これを「内面空間の拡充効果」（略して拡充効果）と呼びましょう。これは「立体視をしさえすれば何をどう立体視してもそのような効果が生ずる」というわけではなく、「特別に配慮された方式で立体視を行う」ことを通して、「心の中に広い空間を注意深く描き出し、その空間を充実した状態で維持することができる」ようになると、初めて体験できる効果です。単にゲーム感覚で立体視をしているだけでは、この効果は弱いのです。

心の内面が広がると、気分がのびのびして、感情も落ち着いてきます。そして、未来に対する展望も広がって、希望や勇気や意欲も湧いてきます。

もちろんその際には、イメージ能力も発達して、記憶が鮮明になり、眺めたものも立体的に、ありありと、楽しく思い出せるのです。そして、周囲も従来とは全く異なって見えるようになり、より立体的に見え、より鮮明に、より明るく見えてくるものです。そのときこそ、「眼力」が進歩したことが実感できるときです。

2種類の仮想現実空間をつくろう

前項のように内面の空間が広がって充実してくると、「地球の風景がこんなにも美しい」ことを改めて発見し、感動することができます。すると、それを守ろうとする気持ちも自然に芽生えてきます。栗田式能力開発法には「地球の能力開発」というキーワードがあります。これは、そのようなかけがえのない地球のすばらしさを感じる心を延長して、地球を知り、地球を守る具体的な実践につないでいく姿勢を言います。

本書の立体視は、眼力を鍛えながら、以上に述べた5種類のヒーリング効果を得るためのものです。視力を含めた総合的な「ものを見る力」である眼力を向上させると、人生は何倍も面白く生きることができるようになります。

ここで、立体視で生ずる内面空間は「仮想現実の空間」（バーチャル・リアリティの空間）であることを指摘しておきます。これは平面に表示された図や写真から、大脳の働きによってより高次の空間が仮想的に構築されることで生ずるものです。

本書が提供する立体視訓練は、クロス法とパラレル法により2種類の異なった仮想現実空間を形成する創造的な試みなのです。

10種の反響がさまざまな効果を立証する

ここで、過去に立体視の訓練をした読者から数多くの反響の声を整理して並べてみましょう。5つのヒーリング効果が、実際にはどのような形で体験できるかを知る上で有用です。①～⑥は目への効果、⑦～⑨は精神への効果、⑩は身体への効果です。

①〈視力が改善した〉

「最初のうちは立体的に見るのが難しかったけれど、慣れてきたら簡単に見られるようになりました。1カ月ほど使っていたら視力が0・4上がりました。立体視の効果に驚いています」（MG・28歳・愛知県）

「学校で視力検査をしたら0・4でメガネをかけるように言われたけど、メガネをかけるのが嫌で、この本を使って2週間後に測ったら、0・8にまでなってメガネがいらなくなりました。この本を使って本当によかったです」（SH・14歳・長野県）

②〈左右の目のバランスが改善、二重視も改善した〉

「私は左右の視力の差が激しく片方で見ていた感じが、この本に出会って、両目でものを見る力が出てきました」（KK・30歳・埼玉県）

「本を購入して2日目、以前は時計の文字が二重に見えていましたが、それが治ったので大変うれしくて三冊も買ってしまいました。娘と友人にプレゼントします」（HI・53歳・広島県）

③〈乱視が改善した〉

「視力1・5ですが、乱視のため特に左がかすみ、ぼやけます。立体視のあと、右を閉じて驚きました。ハッキリと文字が読めます。中高年、老年の方にもっとPRをしてください。社会運動化してください」（TI・59歳・埼玉県）

④〈老眼が改善した〉

「老眼が始まってとても目が疲れやすくなり、メガネも作ったのですが、なんだがすっきりしませんでした。それがこの本を購入して見始めたところ、目の奥がスーッとしました」（HH・44歳・東京都）

「自分も視力が良くなるかなあと思って購入したが、家族全員で楽しめる。父は新聞の字が楽に読めるようになったと喜び、本を取り合う毎日です。ありがとう」（HM・27歳・東京都）

「私、老眼です。初期です。目はとても楽になりました。今、友人にもすすめていま

す」（MK・51歳・埼玉県）

⑤〈視野が明るくなった〉

以下のように、視野が明るくなる、という体験は、視覚的知能が高まるときに特有の体験で、速読法の訓練では特別な意味があります。

「一回トレーニングするだけで、視野が明るくなって、ものがはっきり見えて驚きました。3Dが見えたときは感動しました」（AR・29歳・神奈川県）

「初めての体験でした。立体視できた時の視界の明るさは心が明るくなります」（MI・69歳・島根県）

⑥〈目の疲労が改善し、スッキリ見える〉

「立体絵でトレーニングをすると、目の疲労が回復するようです」（HM・65歳・東京都）

「美しい3Dのイメージがすぐに浮かび、目にリラックス感が感じられた」（TH・41歳・長野県）

「立体視訓練が目のつかれを取ると聞いて、早速、本屋で購入して、時々、会社で見て2週間経つが、確かに目の調子が良い」（YT・48歳・広島県）

「立体視をすると、目の疲れがとれるように思います」（KT・38歳・三重県）
「確かに目が休まる気がする。いつも目が疲れて目の奥が重い感じがするのがなくなった。なんとなく、ドライアイも改善された気がする」（MM・30歳・青森県）
「目が疲れている時に本を見ますと、本当にすぐ疲れがとれてスッキリするのが実感できます」（MI・54歳・東京都）
「本を見た後、とてもすっきりとした感じがした。たまたま子供が本屋で興味を持ったので購入したのですが」（KS・42歳・福岡県）
「見ているだけでも、目がほぐれてきた感じがして、なんとなくスーッとします」（TS・16歳・埼玉県）

⑦〈頭がすっきりし、精神的にリラックスする〉

「3Dの絵がぱーっと開けてくると、とても頭がスッキリしてきます。他の著書も読んでみたいと思います」（ES・40歳・岩手県）
「初めはできなかったけど、見えた時は感動しました。頭もスッキリしたような気がします」（AM・29歳・神奈川県）
「始めて3日目になりますが、以前は頭の中で糸がからみ合っていたような感じが、

本当にスッキリしてきたような感じがあります。続けていきたいと思っています」（TK・54歳・広島県）

「頭がスッキリする。頭の瞬発力がついたのを感じる。3Dを見るのが楽しいし、精神的にリラックスできる」（NY・30歳・千葉県）

「今日、買いましたが、一度しただけで、脳がスッキリしたような感じがします」（HK・24歳・東京都）

⑧〈集中力が高まった〉

「私は、近視で目が疲れやすいので、この本でトレーニングしています。前よりも、目が疲れなくなったこと、そして勉強に集中しやすくなったこと、気分転換がうまくはかれるようになったのは、この本のおかげです」（YK・25歳・東京都）

「椅子に長時間座っているのが苦手な私でも、立体視をした後で勉強すると、なぜか集中でき、頭にスルスルと言葉が入っていくのが楽しいです。これからも続けていきたいと思います」（YM・20歳・大阪府）

⑨〈感動不思議体験を得た〉

立体視が見えるときには、「面白い」「楽しい」「感動する」「不思議だ」「美しい」

「うっとりする」というさまざまな体験が生まれます。
本当にたくさんの人がそのような体験談を寄せてくれています。
詳細は、後書きにあるＳＲＳ研究所のホームページをごらんください。

⑩〈肩こり、頭痛が解消した〉

「視力回復に効果があったようで、肩のコリが少し楽になった。続けて使ってみてもっと効果をみてみたい」（ＴＳ・49歳・茨城県）
「視力回復効果は素晴らしく、眼精疲労も良くなり、長年頭痛や吐き気に悩まされて来たが緩和されて来た」（ＹＴ・40歳・東京都）
「目や頭がスッキリする感じがします。まだ始めて一週間ですが、この本のおかげで頭痛が取れました」（ＨＯ・41歳・茨城県）
「肩こりがひどかったんですが、この本を見てから不思議と肩が楽になったのでビックリしました。すごいですね」（ＮＨ・21歳・三重県）
以上のようにさまざまな体験が示されていますので、皆さんも本書でより強力な効果を獲得してください。

2章

まずはこの立体視に挑戦しよう!

クロス法とパラレル法で眼力がどんどん活性化!

立体視の2つの方法を知る

ここでは、実際に立体的に画像を見る練習をしてみましょう。

本書では、立体視の訓練は、眼力を鍛えて、ヒーリング効果を得るための方法として行います。そこが単なる楽しみや遊びとして立体視をする場合と違っています。しかし、力まないで、楽しみながら気楽にやってください。

立体視には2通りの方法があり、第1はクロス法、第2はパラレル法と呼ばれます。クロス法では右目で左側の対象を眺め、左目で右側の対象を眺めるようにします。言い換えると、対象と中心視野を結び視線が交差している状態で見るのです。クロス法という名前はそこから生まれています。そのためには、対象と目の中間あたりで目線が合うように眺めるとうまくできます。

そのような目線の配置がきちんとできると、脳が左右の目から入った画像を融合して、対象が立体的に見えるように解釈してくれるのです。

では、実際の図で行ってみましょう。最初は、次頁の下の図を立体視してみましょう。目線を寄せて、右目で左の図を眺め、左目で右図を眺めてください。本当にそれができているかどうかは、ウインクをして確認してください。正しくできていたら、しばらくその状態を維持していると、脳の働きによって画像が融合して立体的に見えます。中央の四角形が手前に飛び出して見えたら正解です（中央が奥にへこんでいたら目線が間違っています）。そのときに速い人ではすぐに立体視が成立しますが、やや遅い人ではじわじわと立体視が成立します。最初は個人差が大きいものですから、立体視ができない人も、ここであきらめないで、次に進んでみましょう。ただし繰り返すことは大事です。

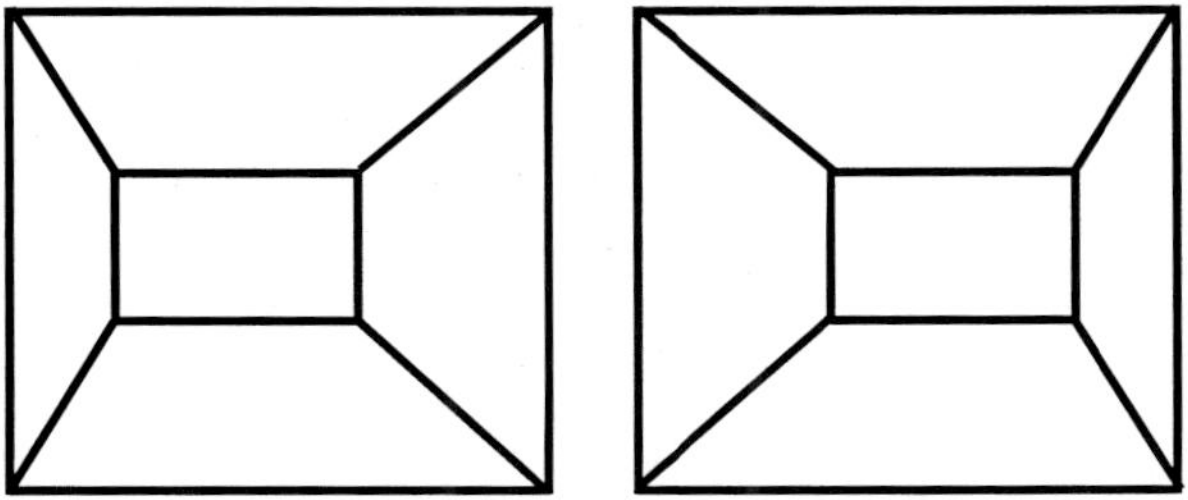

凹凸が逆になる人は目線の角度が違う

前図では、外枠の四角形に対し、内部が手前に浮き上がってくるのが正解です。

ところが、約2割の人では、内部が向こうに沈んで見えることでしょう。

これは、クロス法とは異なることが行われているのです。それがパラレル法です。

パラレル法は、目を寄せないようにして、紙の向こう側のできるだけ遠いところを見ることから始めます。そして、右目では右図を、左目では左図を見るように目線が配置されると、脳が解釈を始めて、立体的に見えるのです。

では、前図でクロス法が成立した人は、パラレル法でやってみましょう。内部が向こうに沈んで見えれば正解です。

どちらでやっても内部が手前に来たり、どちらでやっても内部が向こうになったりする人は、明らかに片方ができていないことになります。どちらでやっても立体的に見えない人は、目線をコントロールすること自体がうまくできていないか、「脳が解釈をする」段階が始まっていないかのどちらかです。

そのような人は、すぐにめげたり、あせったりしないで以下を読んでください。

「ウインナ・ソーセージ・テスト」にチャレンジ！

約2割の人では、目線がどのように寄っているか、あるいは逆に目線がどのように開いているかが自覚できないようです。そこで、そもそも目が寄っているかどうかを自覚するためのテストをしましょう。これをウインナ・ソーセージ・テストと呼びます。下図は、人差し指の先を接触させた様子を示す模式図です。この図を眺めながら、目線を寄せてみましょう。前図でうまくできた人は、指先が重なってウインナ・ソーセージに似た形が見えるものです。どうですか？

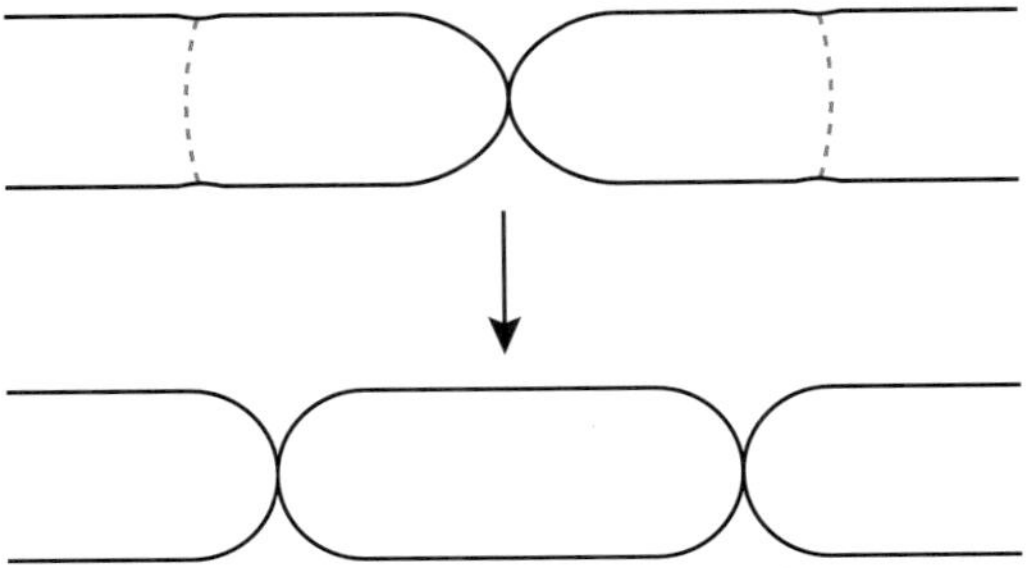

「2本指テスト」で目線の調節力を磨く

前項では、右目で見た左側の指先と、左目で見た右側の指先が重なって、ソーセージの形が成立するのです。同様のチェックを、自分の指を用いて実際にやってみましょう。大事なことは、できたソーセージの長さが、目の寄せ方を表していることです。クロス法の場合、ソーセージが長いほど、目の寄せ方の度合いが強いことを示します。パラレル法の場合は、目線の角度が開くほど、ソーセージが長くなります。この訓練を通じて、目線の寄せ方をコントロールするセンスを身につけてください。

次は、目線の調節力を磨くために、さらに指を立てて行う訓練をしてみましょう。これを「2本指テスト」といいます。左の上段の図を見てください。左右の2本の指を立てたところを示す模式図です。目を寄せてこの図を見ると、右目で2本、左目で2本、合計4本の指が見えるはずです。その状態で、目線の角度を調節して、内側の2本が重なるようにすると「3本の指」が見える状態になります。そのとき「クロス法の目線」になっていると、指先の重なり部分の黒いマークが手前に浮き上がります。「パラレル法の目線」になっていると、黒いマークは向こうに沈んで見えるものです。

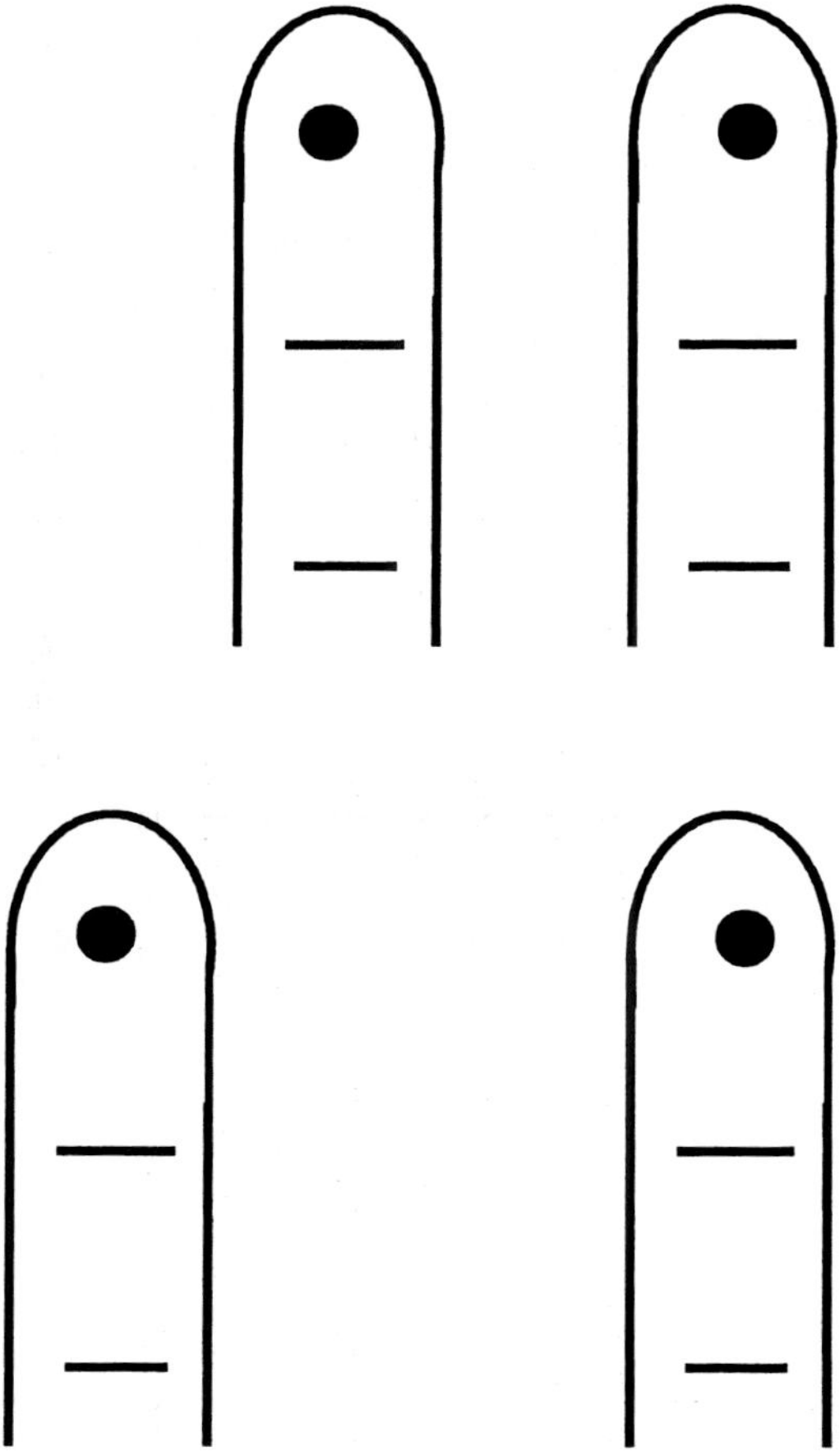

「クロス法の目線」と「パラレル法の目線」のまとめ

前項では、下の図でも同様のことをして、目線の調節が自由にできるようにしましょう。「2本指テスト」は実際の指でもやってください。その際には、指の間の距離を大きくしたり小さくしたりして、目の調節が自在にできるように訓練をするのです。指でできたら、今度は、鉛筆やボールペンを2本立ててもやってください。このような経験を経て、どんな2枚の図でも立体視ができるようになるのです。

ここで、クロス法の目線とパラレル法の目線の状態を整理しておきましょう。

頭の上から見た場合、クロス法では、左の上図のように、目線は紙面の手前でクロスしています（だからクロス法と呼ぶのです）。対《つい》になった図が離れている場合は、かなり目を寄せることになるのがわかるでしょう。

パラレル法では、左の下図のように、目線はより並行に近い状態になっています。この目線は、紙の向こうでクロスすることになります。以上の2つの模式図をよく頭に入れて、自分の目線の状態を自覚しながら立体視ができるようにしましょう。

（図は、頭の上から見た模式図。小さい白丸は眼球、●は見る対象を示しています）

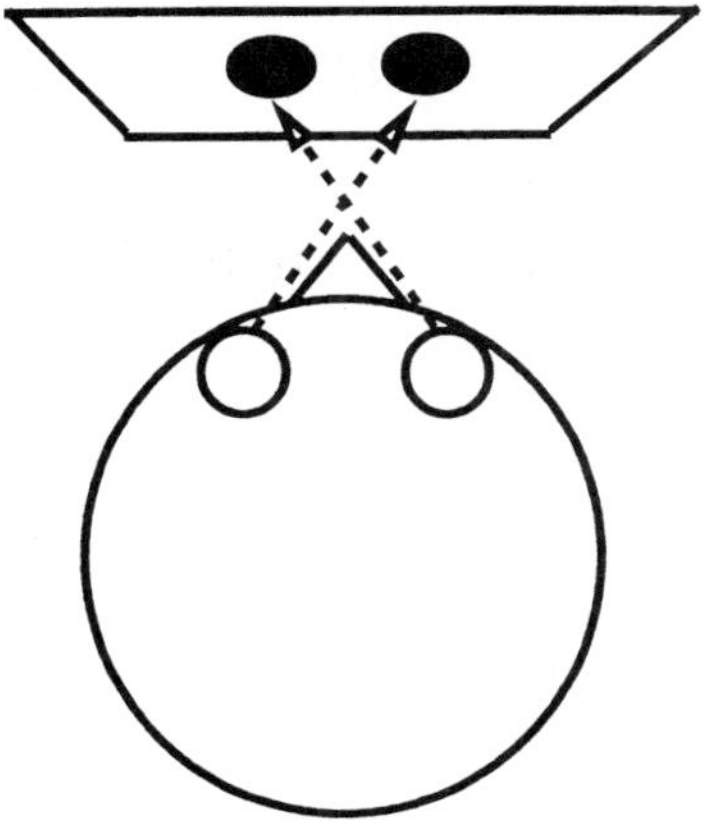

クロス法の目線の状態

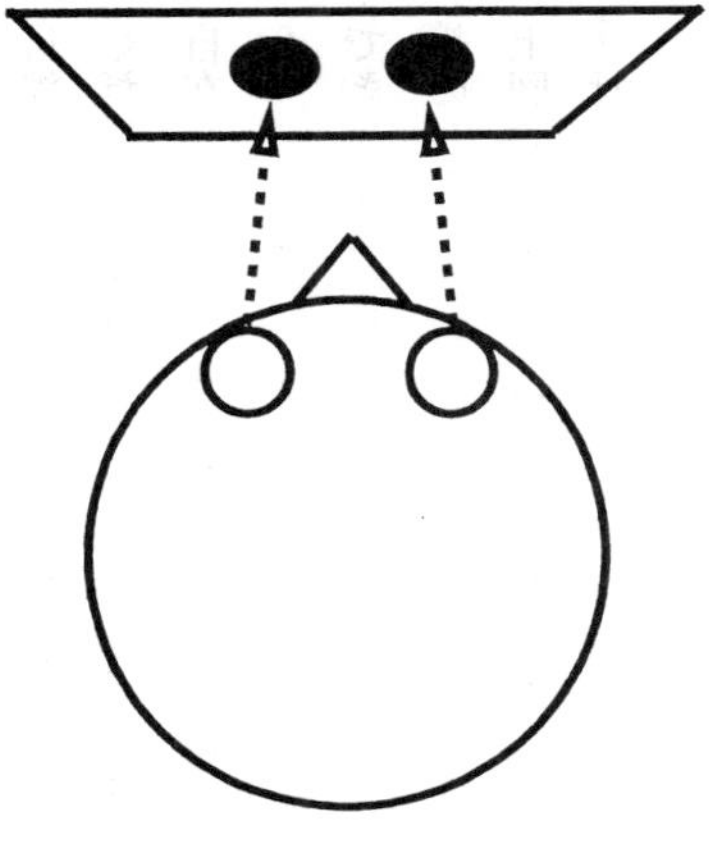

パラレル法の目線の状態

「特殊な立体図形」の立体視

以上のすべての訓練で立体視が成立しなくても、がっかりすることはありません。新しいことを学ぶ際にはあせりは無用です。今度は左図を試してみましょう。目を寄せて、立体的に見えてこないかどうかを試してみましょう。ここには複数の図が含まれていますから、脳の中で画像を融合する力を高める良い訓練になります。目の寄せ方のコツがわかってきた人では、目の寄せ方の度合いを変えると、立体の高さが異なって見えるでしょう。クロス法ができている人は、パラレル法でもやってみましょう。クロス法は目を寄せて紙面よりも「近くを見る感覚」、パラレル法は紙よりも「遠くを見る感覚」で行うのです。なんとなく立体的だが、シャープに見えない人は、脳の中の画像処理がまだ完全にできていない段階です。そのような段階にある人では、目線が不安定なことがありますから、目線をきょろきょろ動かさないで、じっとこらえてシャープな立体像が画像全体で見えるようにしましょう。

立体視が成立した人は、このような図を見ることで、視野全体を用いて大きな画像を眺めるセンスを磨けます。速読法の修得に通ずる能力開発はそこから始まります。

45　クロス法とパラレル法で眼力がどんどん活性化！

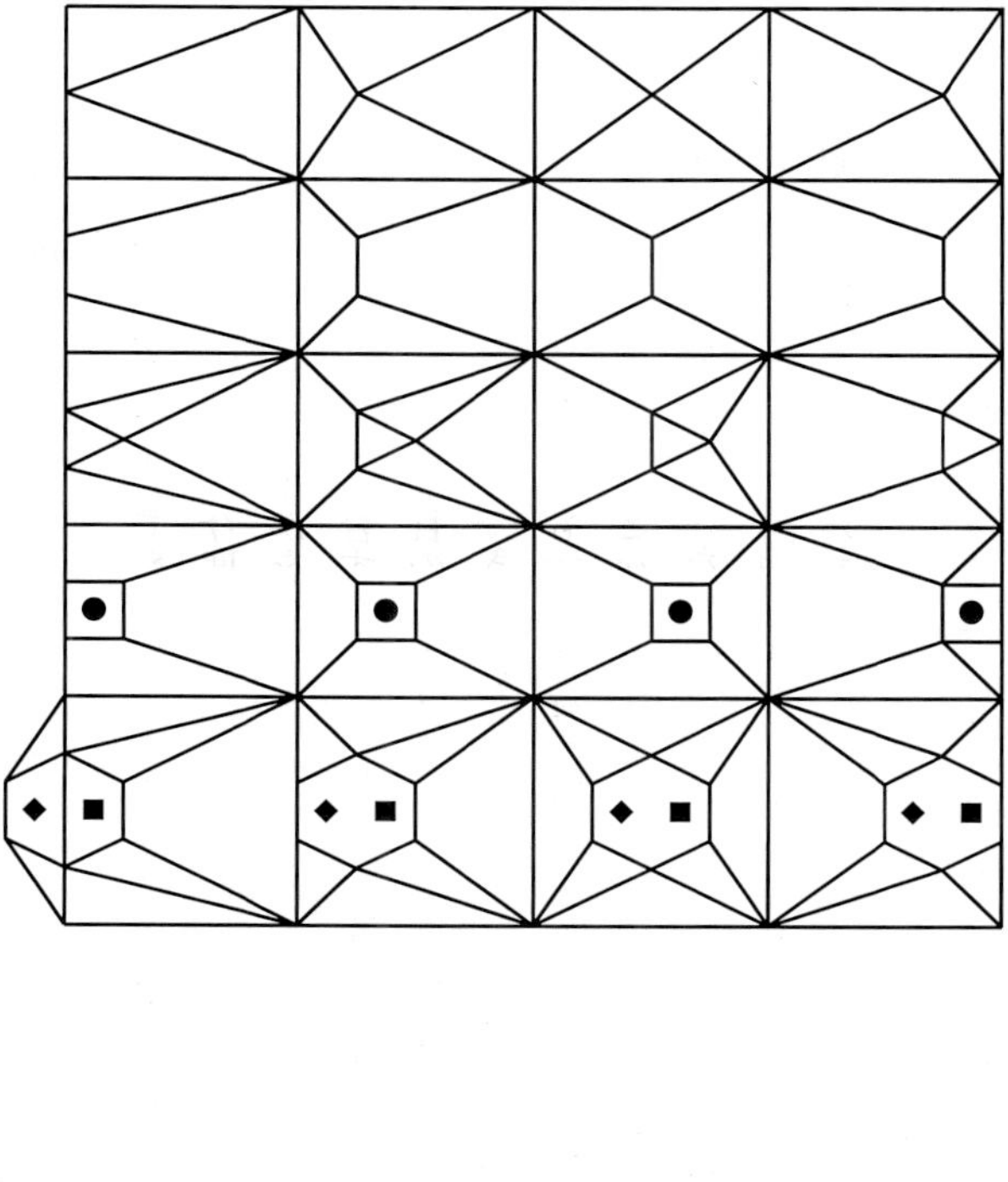

ランダム・ドット・ステレオグラム（RDS）に挑戦！

ここでは、ランダム・ドット・ステレオグラム（RDS）と呼ばれる立体視を紹介しましょう。RDSは一見無意味に見える点の配列の中に、立体的な画像が隠れた形で組み込まれています。この図を見るときは、本を90度左に回転させて見てください。

クロス法で視線を合わせて、図の上方にある「2つの黒丸が融合するように」画像を脳に入れると、脳で画像を「解釈」した結果、凹凸のある画像が脳の中に浮かび上がってきます。左頁には「図形」が隠されています。クロス法、パラレル法のいずれでも立体的に見えます。その次頁の図には「文字」が隠されています(解答は60頁)。

「2つの黒丸が融合するように」とは、図を眺めながら、上方の黒丸が3つに見えるように目を寄せることです。本来、黒丸の図は右目で2つ、左目でも2つ見えますから、合計4つの黒丸が頭の中に入ります。そのうちの内側の2つが重なって見えるように目線を調節することが大事です。それができると、速い人では瞬時に、遅い人ではじわじわと立体的な図形が見えてきます。この時間の中で、脳がいわば「計算」をして、対象をどのように見せるかの工夫を行っているのです。

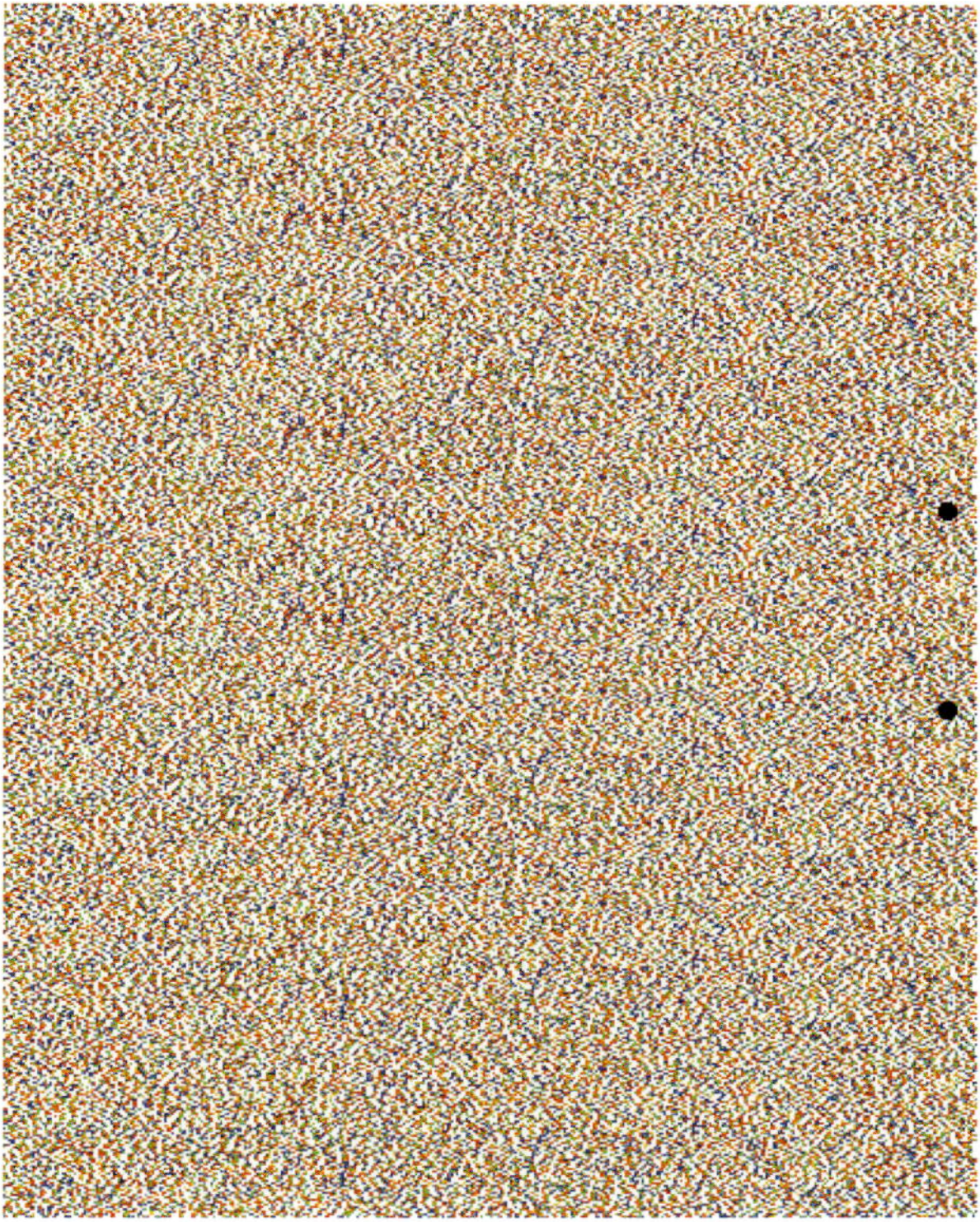

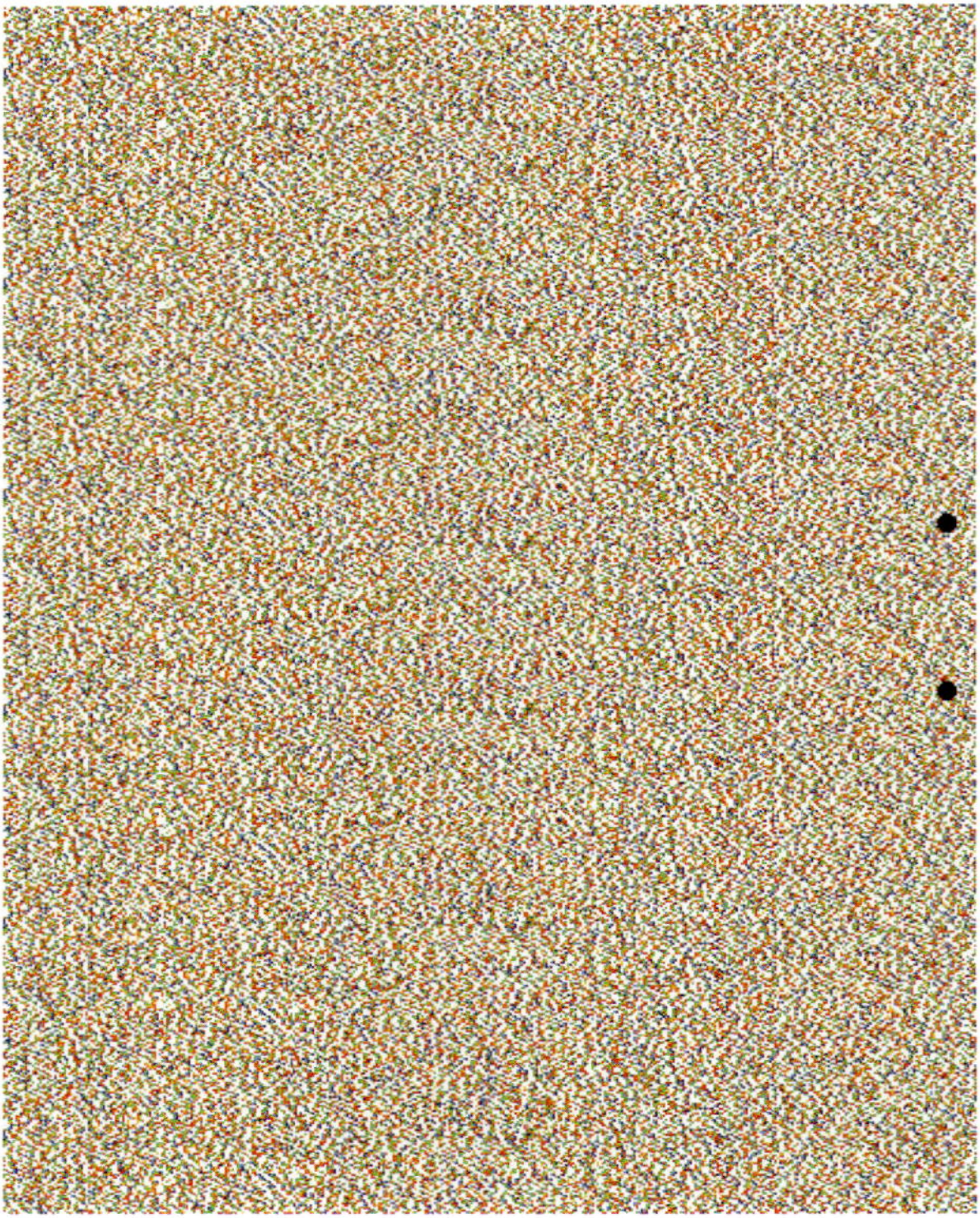

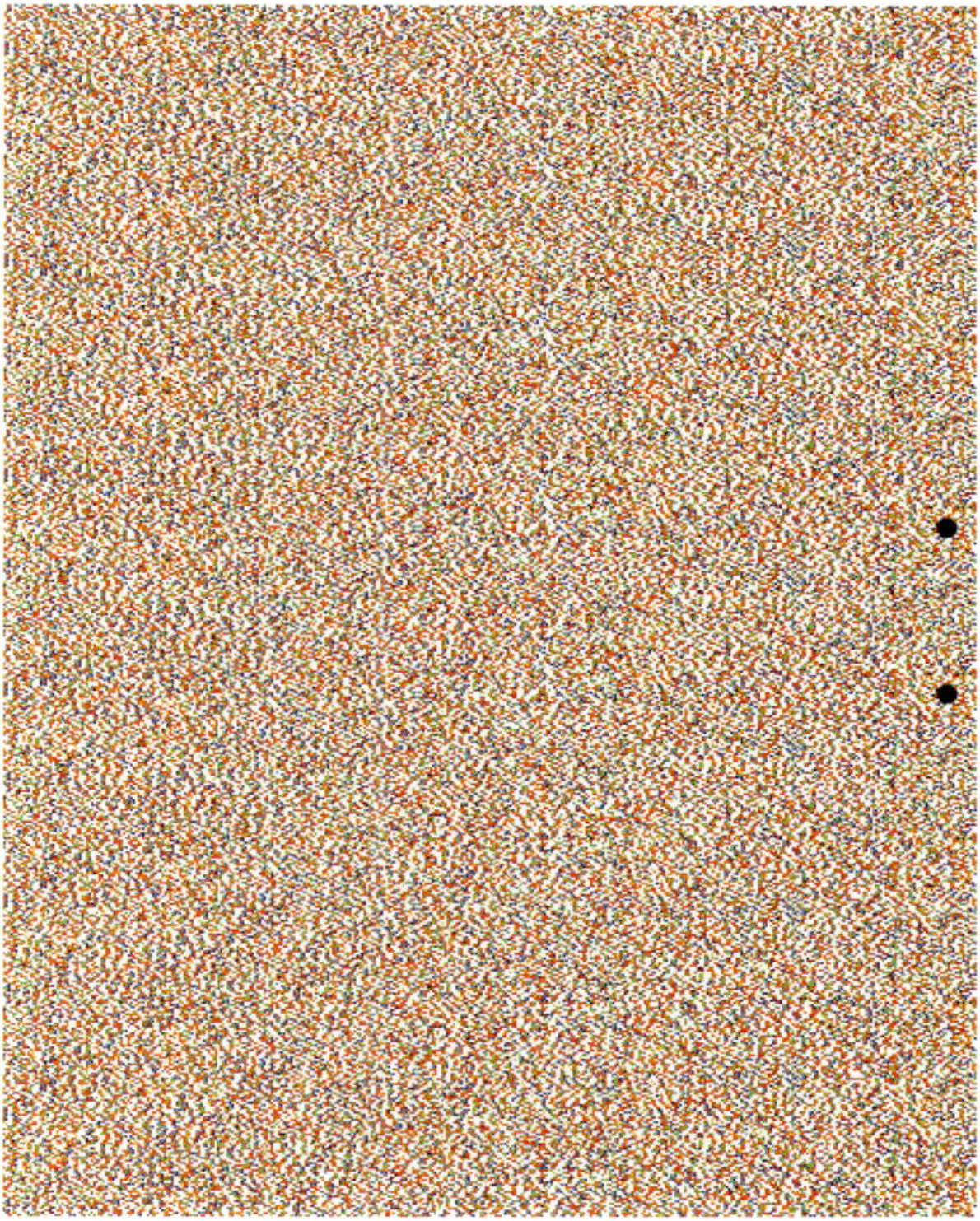

◇シンガポール動物園の風景

本章の以下の部分では、風景写真を用いた立体視をしましょう。

本書の主なねらいは、写真を用いて立体的な映像をしっかりと眺め、それに応じた心の中の映像領域を確立してもらうことにあります。写真の方が、もともと立体的なものを写しているので、経験が働いてやりやすいと感じるかもしれません。しかし、立体的に見えさえすればそれで終わりというわけではなく、1章でも述べたように、それをスタート地点として、さまざまなヒーリング効果や能力開発効果を得るようにすることが本書の目標であることを忘れないようにしましょう。

左の写真は、上はクロス法、下はパラレル法で立体的に見えるよう配置されています。上は3章で紹介する動物たちを撮影したシンガポール動物園の入口、下は動物園から周囲の湖水を見た風景です。この動物園は湖水に囲まれた半島の全体が敷地になっています。ここを撮影場所に選んだわけは、この動物園が檻《おり》を用いないで動物を育てている場所だからです。それぞれの動物は、たとえば水路で囲まれた島のようなところに住んでいて、それを少し離れた場所から見るようになっているのです。

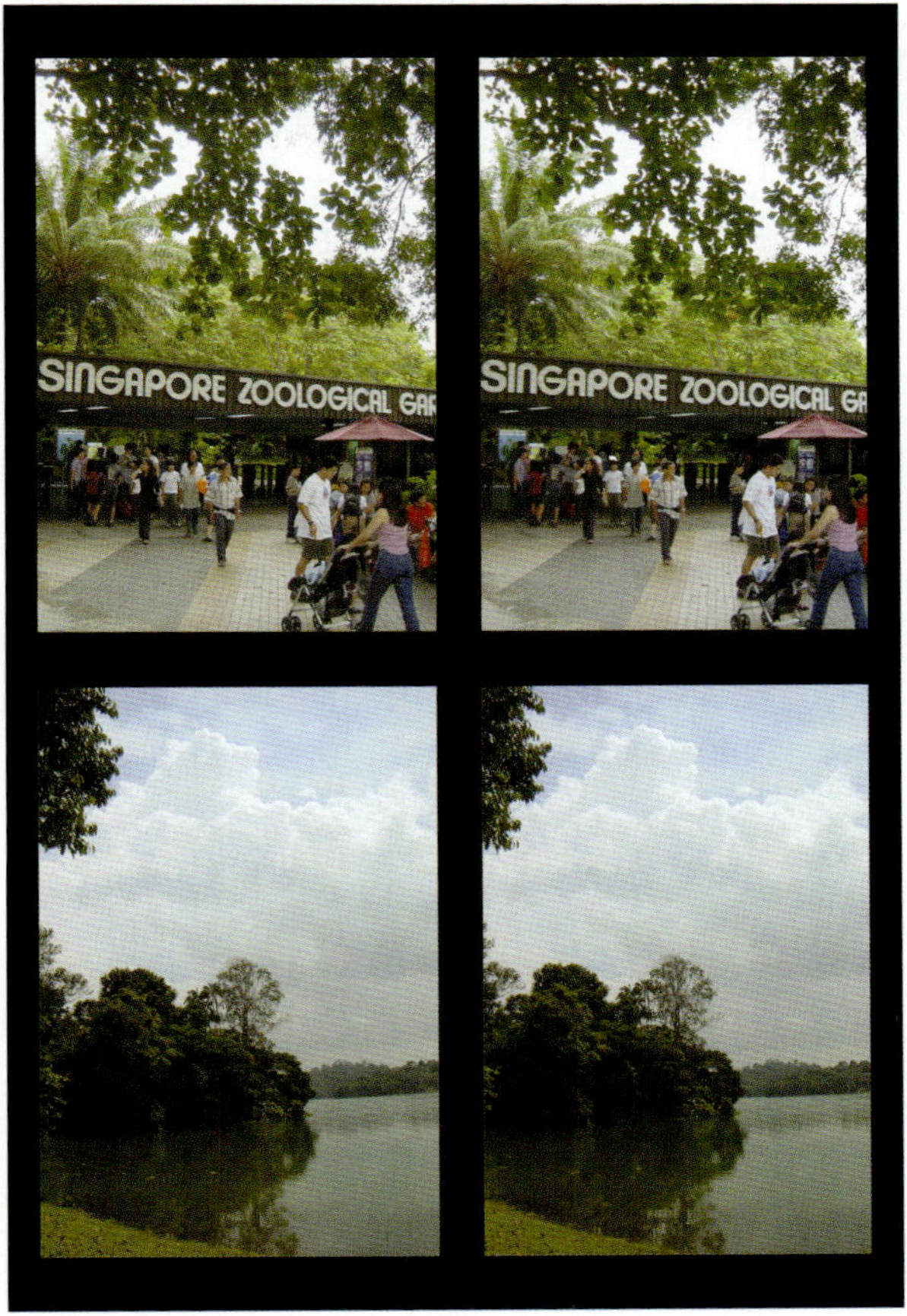
SINGAPORE ZOOLOGICAL

◇王立メルボルン動物園の風景

本書で撮影に用いた第2の動物園は、王立メルボルン動物園です。

メルボルンは、1830年代に誕生した歴史と伝統のある都市で、シドニーに次ぐオーストラリア第2の都市と言われます。450もの庭園があり、ガーデンステートとも呼ばれています。美しく落ち着いた、しかも居心地の良い街です。

その西北に位置する王立メルボルン動物園は、世界で3番目に古い動物園と言われ(1857年開園)、22ヘクタールもある広い敷地をゆったりと使って、336種の動物たちを育てています。ここには日本庭園もあり、さまざまな美しいハーブや見事な樹木がたくさん生えており、庭園や植物園としてもすばらしい場所です。実はメルボルンで私が一番魅力を感じているのは王立植物園で、ここは何度行っても興奮するほどすばらしい場所なのですが、その次に訪れる価値があると思われるのがこの動物園です。左の上は動物園入口、下は植物園です。雰囲気を味わってください。

視野拡大効果を得るために、風景のすみずみまで立体的に見えるようになるまで訓練してください。左の写真は上はクロス法、下はパラレル法で立体視が成立します。

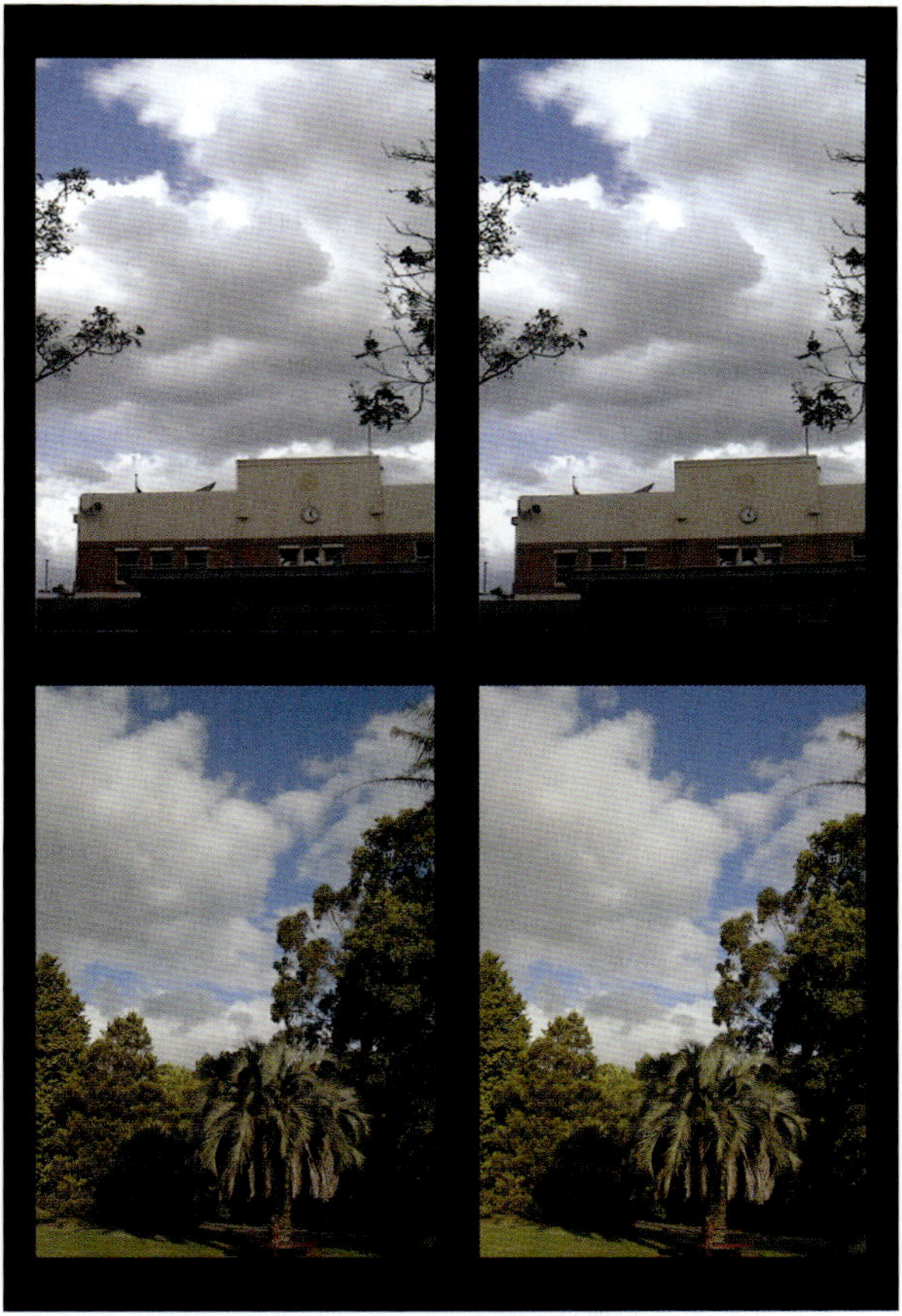

◇シドニーのタロンガ動物園の風景

本書で撮影に用いた第3の動物園は、オーストラリアのシドニーにあるタロンガ動物園です。シドニーは言うまでもなくオーストラリア第1の都市で、さまざまな観光スポットを有しています。複雑な形の入り江が多重に織りなす海岸の美しさ、オペラハウスに代表される建物のすばらしさなど、魅力に満ちた街ですが、数年前に訪れた私に一番衝撃を与えたのは王立植物園でした。その内容の「すごさ」はいつかどこかで必ず紹介したいと思い続けているのですが、その際に訪れたタロンガ動物園にもそれに類似したすごさを感じました。今回、動物の3Dを紹介する際に、ここを無視してはいけないと思い、若干無理な日程でしたが、撮影を敢行しました。

タロンガ動物園はシドニーの北側にあたるノースシドニーの斜面を用いてつくられた動物園で、オーストラリア最大の規模を誇ります。敷地面積は33ヘクタールもあり、2500種以上の動物が育てられているといいます。

左頁の上の写真はシドニーブリッジを含む風景、下は動物園の斜面から都市部を展望した風景です。上はクロス法、下はパラレル法で立体視が成立します。

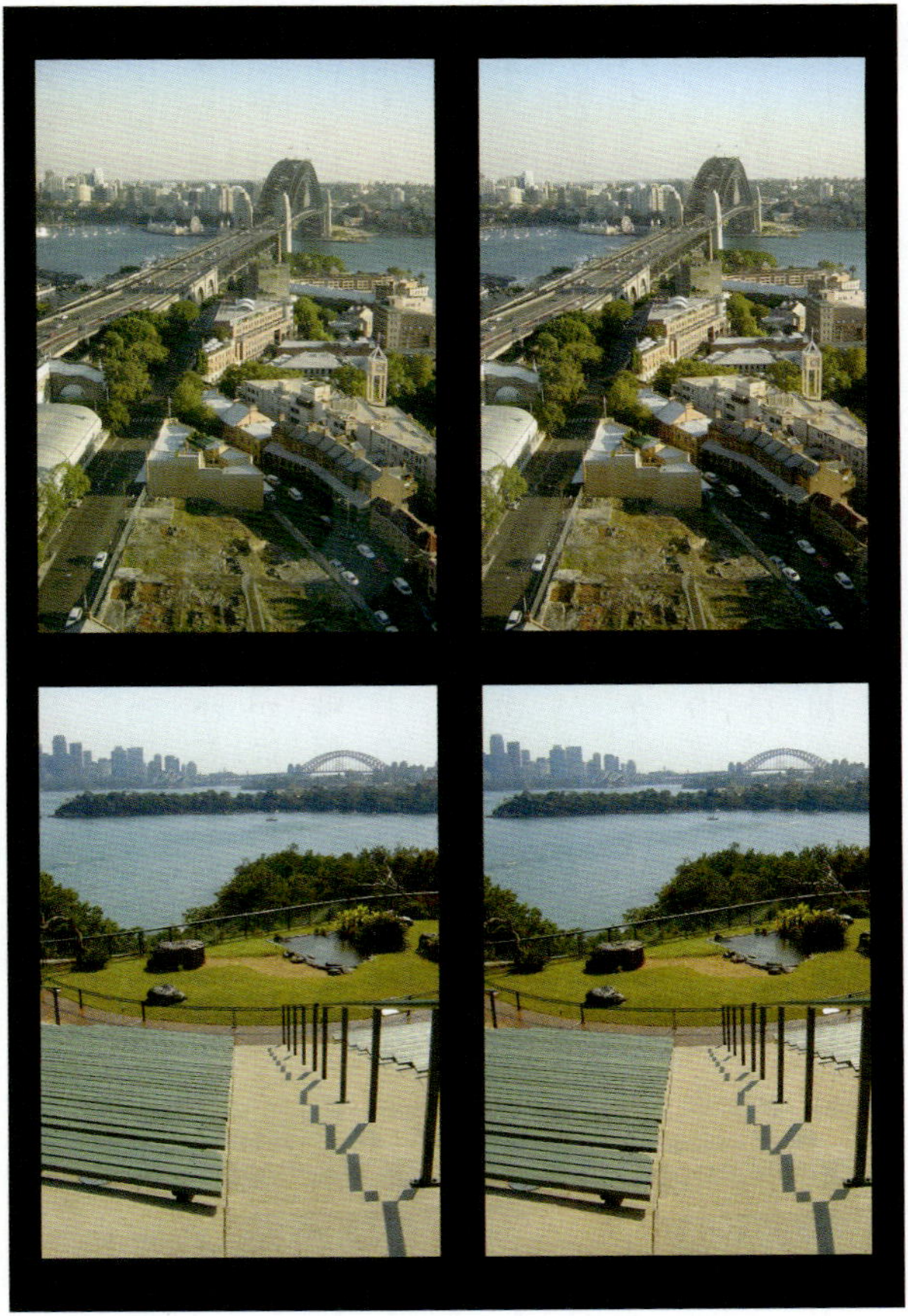

◇タスマニアの南部の風景

今回の撮影で一番重点を置いたのはタスマニアです。タスマニアはオーストラリアの南東に位置する大きな島で、オーストラリアにある6つの州の中で、タスマニアだけがそれだけで一州をなしています。この島には、独自の動物や植物が数多く生息しており、生態学的に大変魅力のある場所です。州都はホバートで、島の南東に位置しています。その港の様子を示したのが左頁の上の写真です。

ホバートから2時間ほど南東に走ったところにはタスマニアン・デビル・パークがあります。ここは名前の通り、タスマニアデビルを始めとするタスマニアやオーストラリア独特の動物が育てられています。

ホバートから北北東に1時間ほど車で走ったところにはボノロング・パーク・ワイルドライフセンターがあります。ここにもカンガルーやエミューなどオーストラリア独特の動物が育てられています。左下の風景は、そこから眺めた周囲の景色です。

左上はクロス法、左下はパラレル法で立体視が成立します。周辺視野で全体をとらえ、想像力も十分に働かせて、風景のヒーリング効果を最大限に感じ取りましょう。

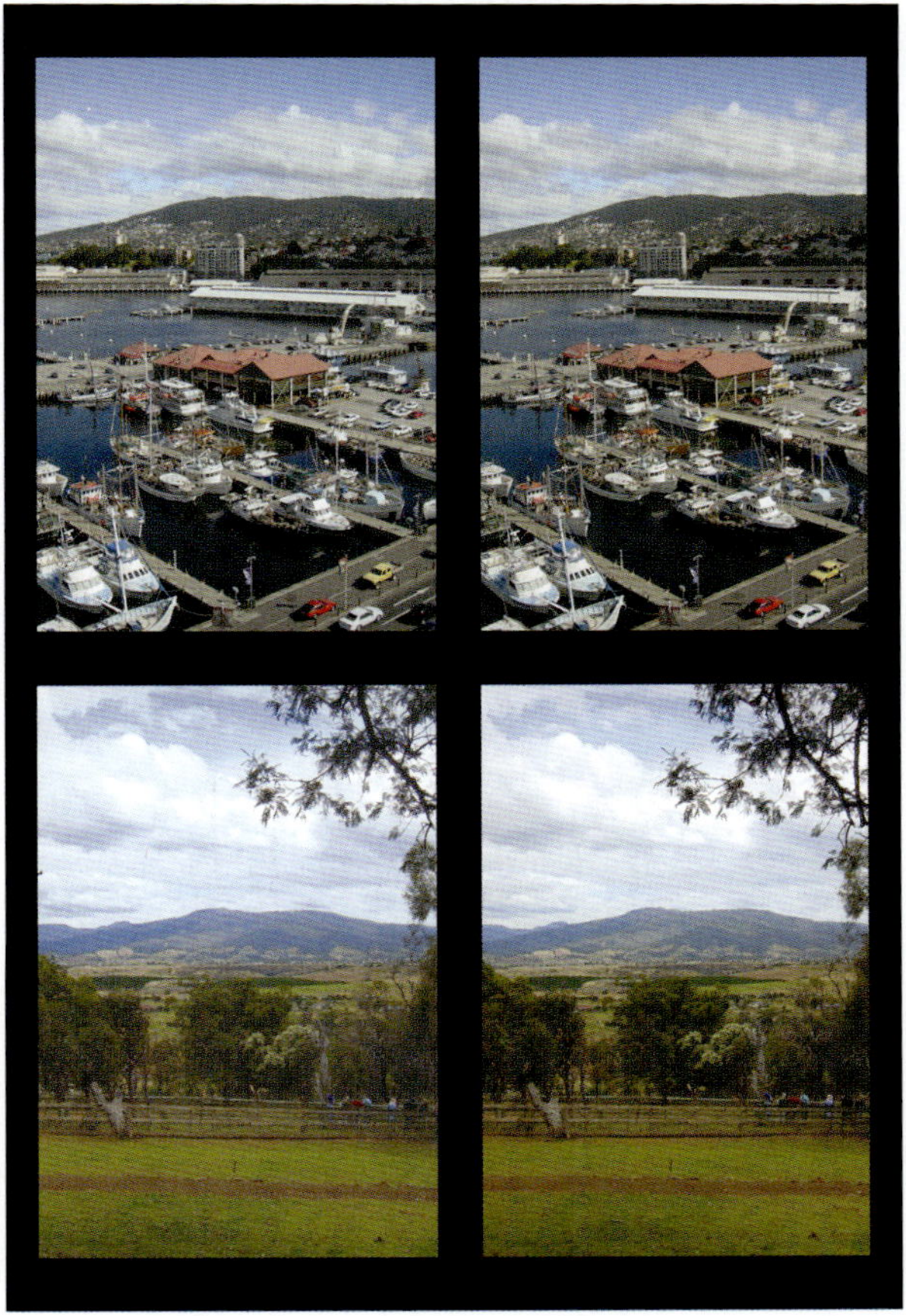

◇タスマニアの北部の風景

タスマニアの西北部にはクレイドル山と呼ばれる一帯があります。1500メートル級の山々が連なり、国立公園にも指定されている島内一の美しさを誇るエリアです。ここにあるロッジの周辺にはさまざまな登山路や自然探索路が設定されていて、タスマニア固有の多くの動物に自然の状態のままで出会うことができます。特にナイトツアーに出るとその機会が増します。本書に示すものの中では、パドメロンやベネットワラビーの写真がここで撮影されました。

ここからローンセストンと呼ぶ北東の街までは、のどかな牧草地帯が広がっています。その途中には、トゥロウナ・ワイルドライフパークという自然動物園があり、動物が自然に近い状態でのどかに飼育されています。私はユーカリの林がここほど美しい場所をほかに知りません。本書では、フォレスターカンガルー、コアラ、タスマニアデビル、ウォンバットの写真がここで撮影されたものです。

写真は、上はクロス法、下はパラレル法で立体視が成立します。上はクレイドル山とダブ湖の様子、下はローンセストンにある風光明媚なキャタラクト渓谷の様子です。

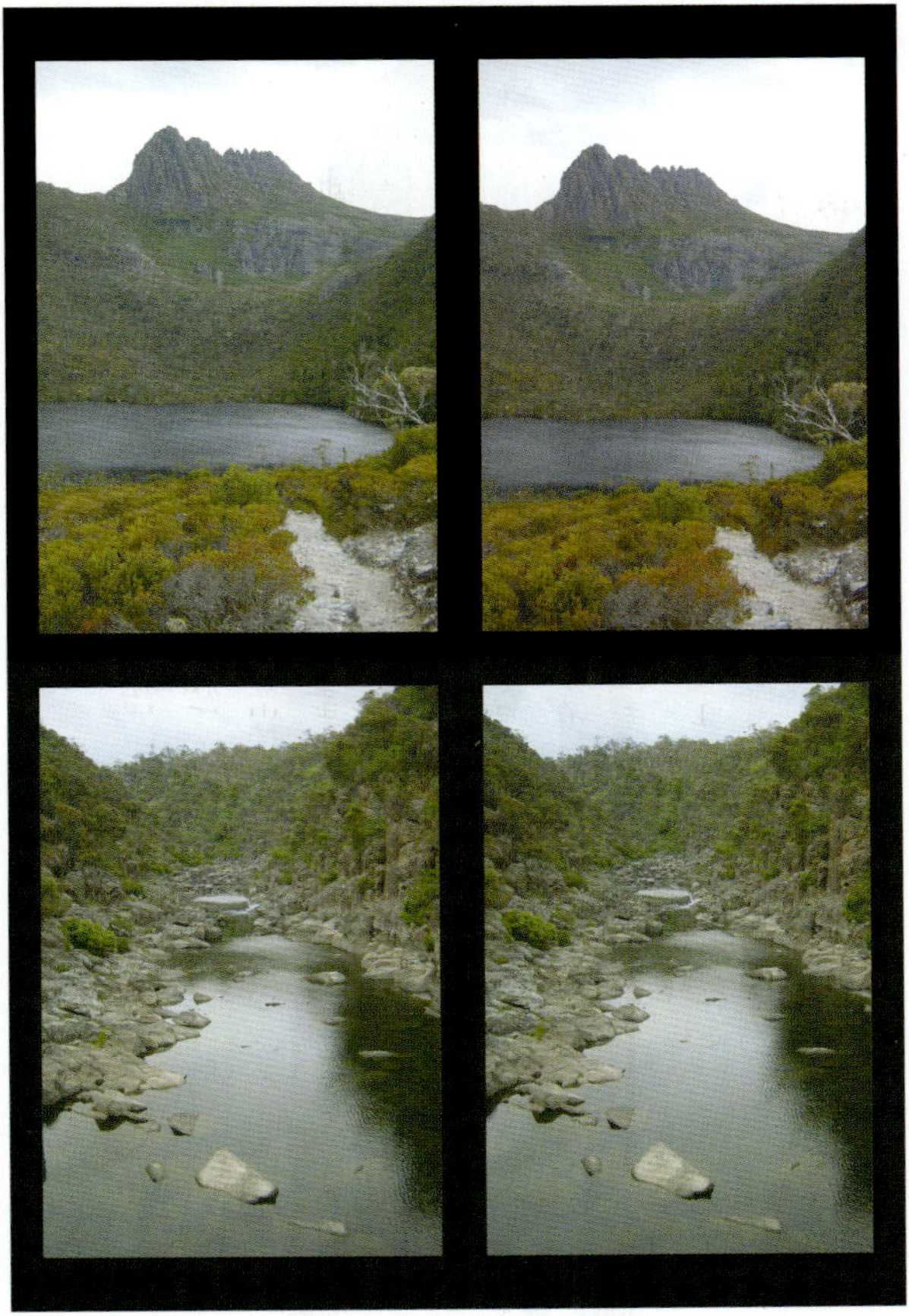

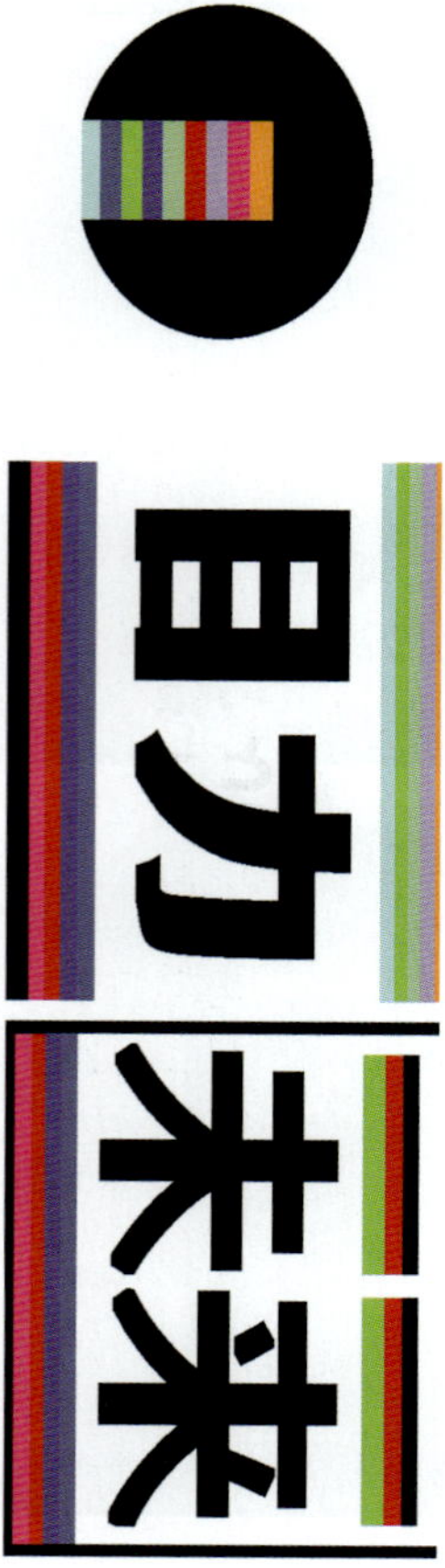
目力未来

3章

知らなかった動物もいっぱい、楽しくてためになる！
たくさんの効果がギュッとつまった3D写真

心の中にリアルな動物園をつくろう

本章では、さまざまな動物を撮影した3Ｄ写真を眺めながら、眼力を高めつつ、さらに、自然の中の生き物を丸ごと心の場に入れることで、心を豊かにすることを目指します。

本書で示す写真には、シンガポール動物園、王立メルボルン動物園、シドニーのタロンガ動物園で撮影されたものが多いのですが、以下の説明では、シンガポールにて撮影、メルボルンにて撮影、シドニーにて撮影、などと簡略に記すことにします。タスマニアの数カ所の動物園で撮影されたものは臨機応変に記載します。

本書では、莫大な量のデジタル写真の中から、52種の動物の写真を紹介します。ここに示すもの以外のものは、私が所長となっているＳＲＳ（エスアールエス）研究所のホームページ（http://www.srs21.com）に掲載予定ですので、ごらんください。

ＳＲＳのホームページには、植物や風景を立体視できるコーナーもあります。そこも活用して、地球の生態系を担っている動植物やその環境の映像に親しんでください。

クロス法とパラレル法のダブル効果を確実に得る方法

本章の最大の特徴は、見開きで、片方の頁にはクロス法の画像を、もう片方の頁にはパラレル法の画像を入れたことです。

各動物について、基本的な知識を知ってもらうために短いコメントをつけました。これは皆さんが想像力や連想力を働かせて、眼力を高めるのに役立つための最低限の知識です。くれぐれも、単に「立体視が成立したら、それで終わり」としないでください。繰り返し眺めて、立体視から生ずる最大の眼力強化の効果を得てください。

以下、本章の活用法を整理しておきましょう。

①まず各見開きで、「クロス法とパラレル法の両方にチャレンジ」してください。これを各頁で繰り返すことで、目線を集める方と広げる方の両方の働きを用いることになり、ヒーリングの第1効果である「自律神経調和効果」を引き出します。

②各頁で立体視が成立したら、「立体的な見え方を維持したままで、目線を立体画像

の右上、右下、左下、左上と移動」させてください。

このとき、立体視の空間がくずれてしまわないようにすることが大事です。

これは、ヒーリングの第2効果である「眼筋の均等使用効果」を引き出す上で重要です。対象の精密な情報もこの作業で得ます。

③立体視が成立している状態で、「左右の視野に均等に用いるような目配り」「周辺視野を用いて全体を丸ごと見るような目配り」をすることを心がけてください。
これは、ヒーリングの第3効果である「視野の均等使用効果」を引き出す上で重要です。

④立体視が成立した状態で、対象のすみずみを立体的かつ鮮明にとらえるように「心配り」をしましょう。さらに目と本の距離を離したり近づけたりしてください。
この作業は、第4のヒーリング効果である「内面空間の確立効果」を引き出す上で重要です。この作業を繰り返し実行することにより、脳の働きが発達します。

⑤対象に対して、「鋭敏な感受性を働かせ、想像力や連想力を働かせ」、できる限り明晰にとらえ、「目を閉じても立体空間が鮮明に思い出せるように覚え」、「過去の体験も呼び起こし」、「感情情緒を巻き込んで」対象を眺めましょう。

実際に動物を撮影していると、人間との共通部性を感ずることも多く、ほのぼのとしたり、面白く感じたり、驚いたりします。そのような心情的な側面も加味して「動物を立体視して得られるヒーリング効果」を最大限に味わってください。

背景の風景がきちんと写っている写真では、イメージできる背景の空間そのものをできるだけ拡大して思い出してください。以上のような内面の心配りができると、第5のヒーリング効果である「内面空間の拡大効果」を引き出すことができます。

以上の5項目が確実に実行できれば、眼力が自然に高まって、ものを見る目がどんどん変わっていくのを感じることができるでしょう。

特に、空間を立体的にとらえること、周辺視野を用いること、よく観察し風景を記憶すること、ありありと思い出して再現すること、を忘れないようにしましょう。

1章で述べた立体視の5大効果をよく復習して印象に入れておいてください。

①アビシニアコロブスは10メートルも飛ぶ

アビシニアコロブスはシロクロコロブスとも呼び、アフリカ大陸中央部の熱帯雨林などに住むオナガザル科の霊長類。

木の葉を食べるために特殊化した大臼歯《だいきゅうし》と中が仕切られた胃が特徴。体色は黒いが、顔と背中のV字型領域と尾には白くて長いふさふさした毛がある。白い「みの」を背負った人にも見える。愛敬のある顔をしており、顔のまわりは白く、頭には角刈り状に黒い毛が密集する。後足で跳躍すると10メートルも飛ぶ。写真はメルボルンで撮影。仲良く毛づくろいしていた姿が印象的。

［下はパラレル法、左はクロス法で眺めよう］

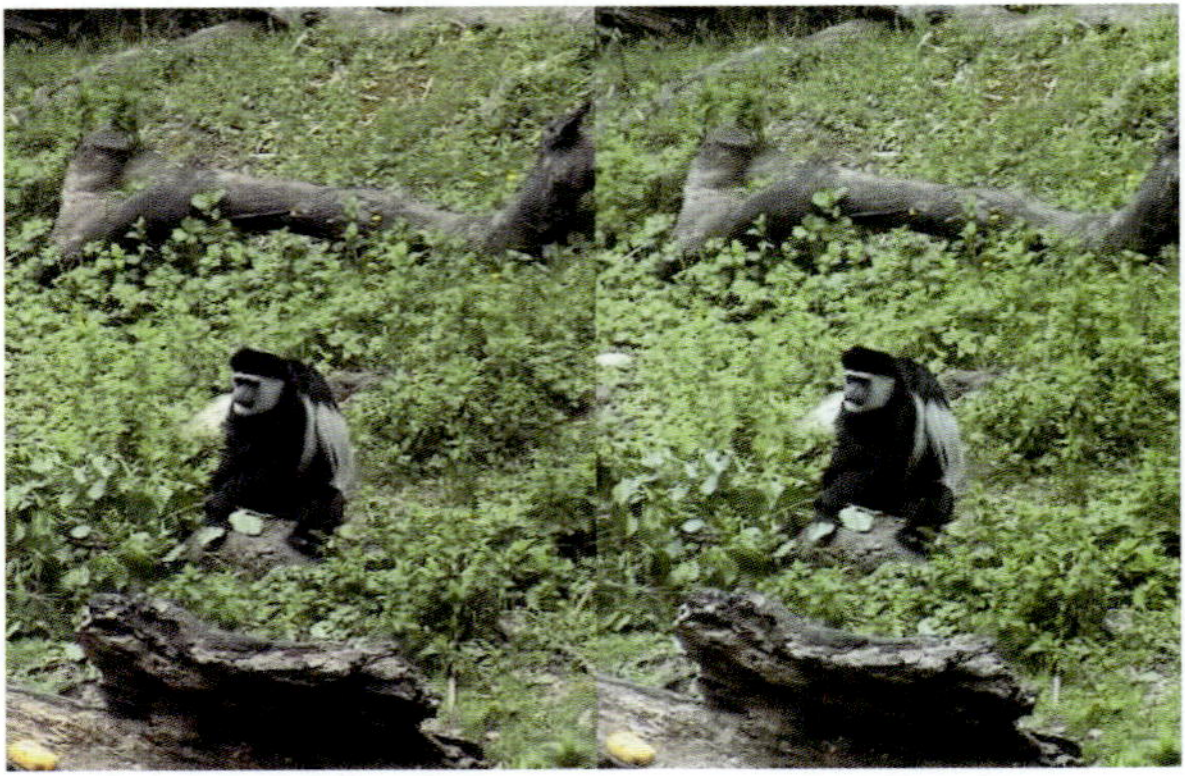

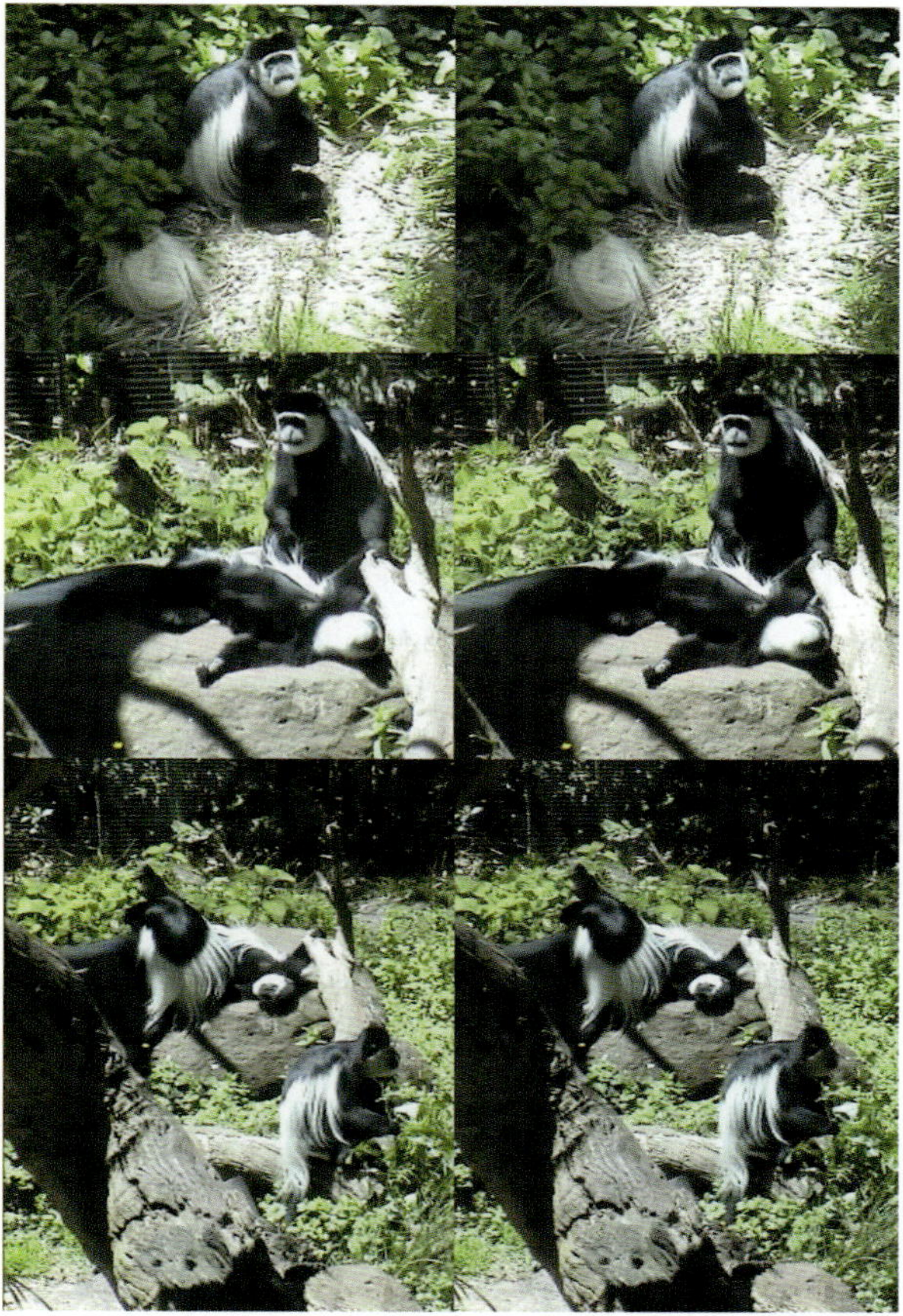

②アライグマは洗っているわけではない

アライグマは北米に住むアライグマ科の動物で池、湖、湿地、川の近くの森や草原に住む。木の実や果物、小動物、魚などを食べる。63〜73日の妊娠を経て2〜7匹の子供を産む。単独生活者だが、雄は雌がなわばりに侵入するのは許す。寿命は約20年。前足で水生生物を捕るしぐさが洗うように見えたのでこの名がついた。

飼育されたアライグマが野生化する例が欧州でも日本でも見られ、生態系を乱すので問題になっている。それにしても憎めない顔だ。写真はシンガポールで撮影した。

［下はパラレル法、左はクロス法で眺めよう］

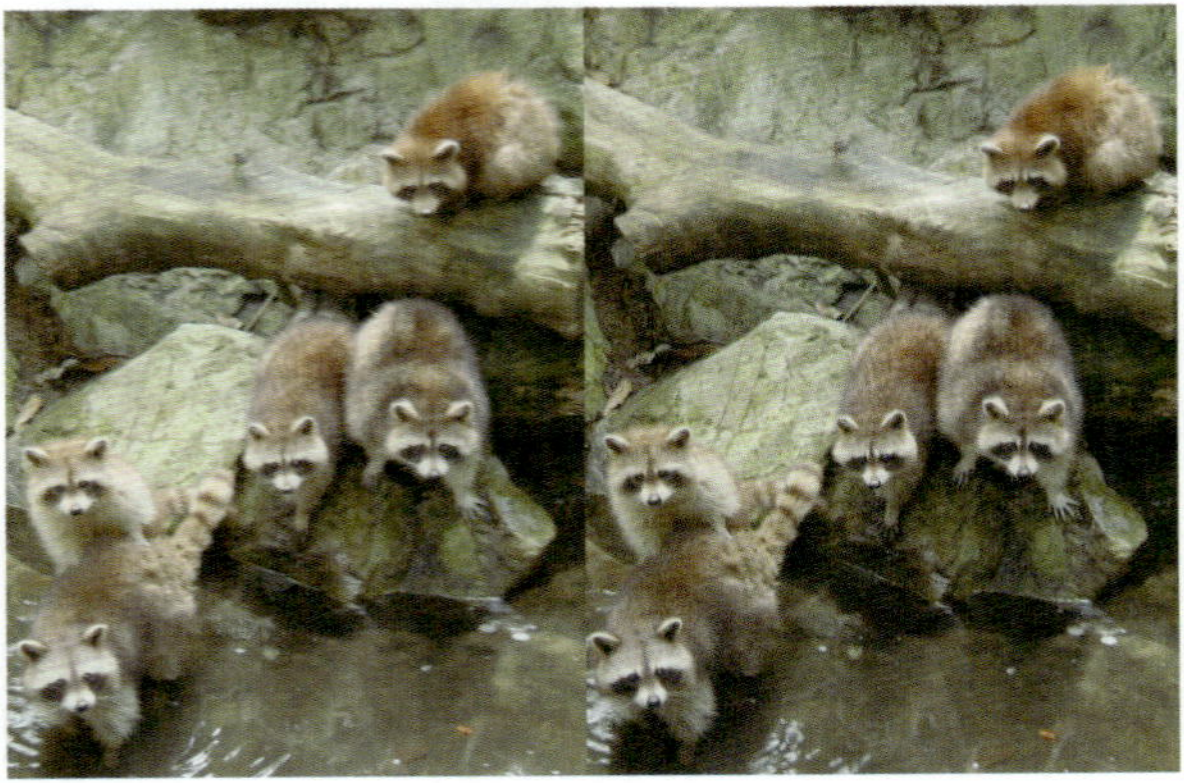

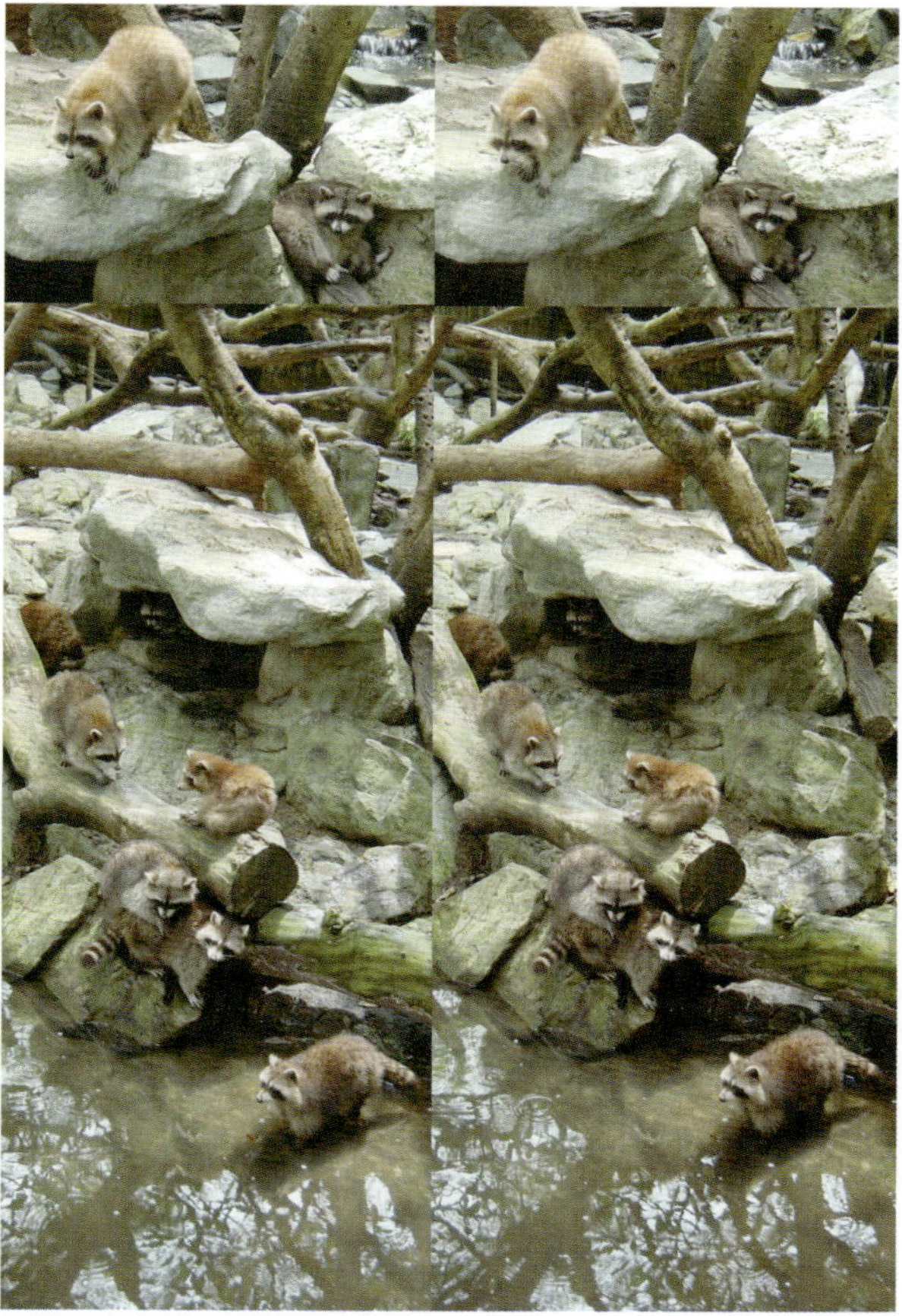

③アルダブラゾウガメは150歳にもなる

アルダブラゾウガメはインド洋のアルダブラ、セイシェル両諸島に住む巨大なリクガメで体重は300キロ、体長は1・4メートルを超える。152年間飼育された例がある。サボテン、木の葉、果実を食べる。

ゾウガメはインド諸島に広く分布していたが、船乗りの食料として捕獲され、20世紀初頭には大半が絶滅した。保護政策によりアルダブラゾウガメは10万頭以上に復帰したが、分布が狭い場所に限られており、自然災害などで滅ぶ可能性がある。写真はシドニー（下）、メルボルン（左）で撮影。

［下はパラレル法、左はクロス法で眺めよう］

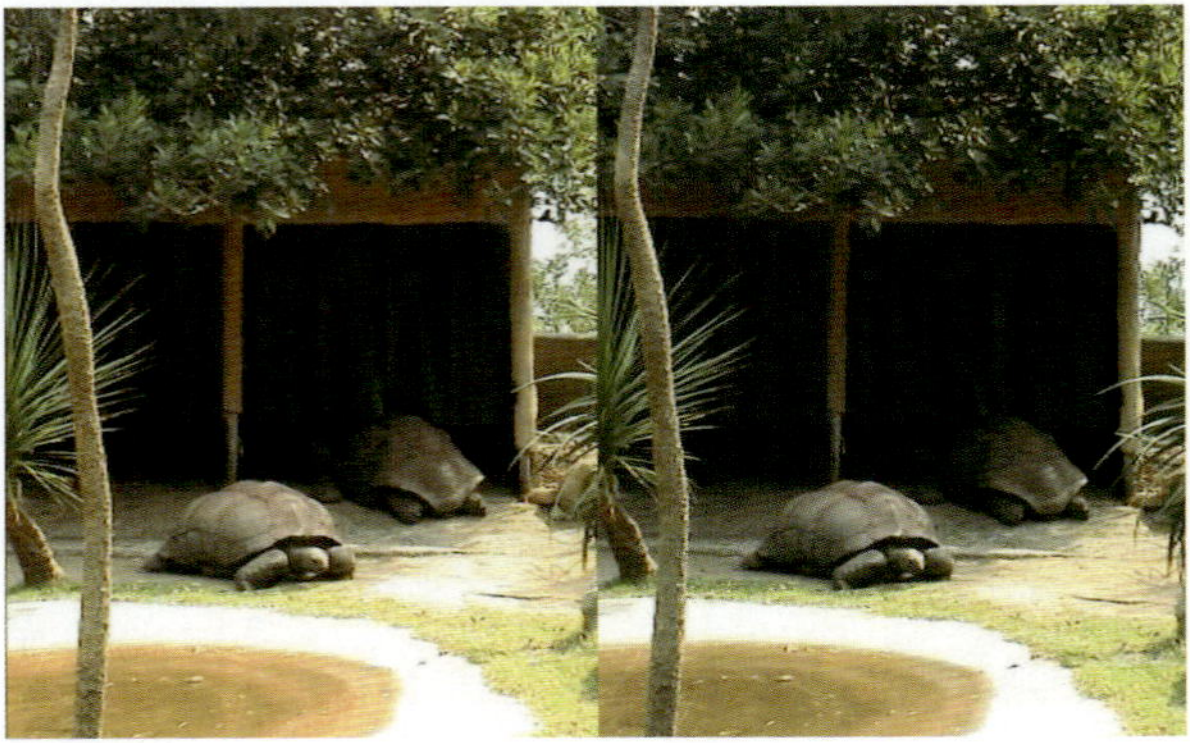

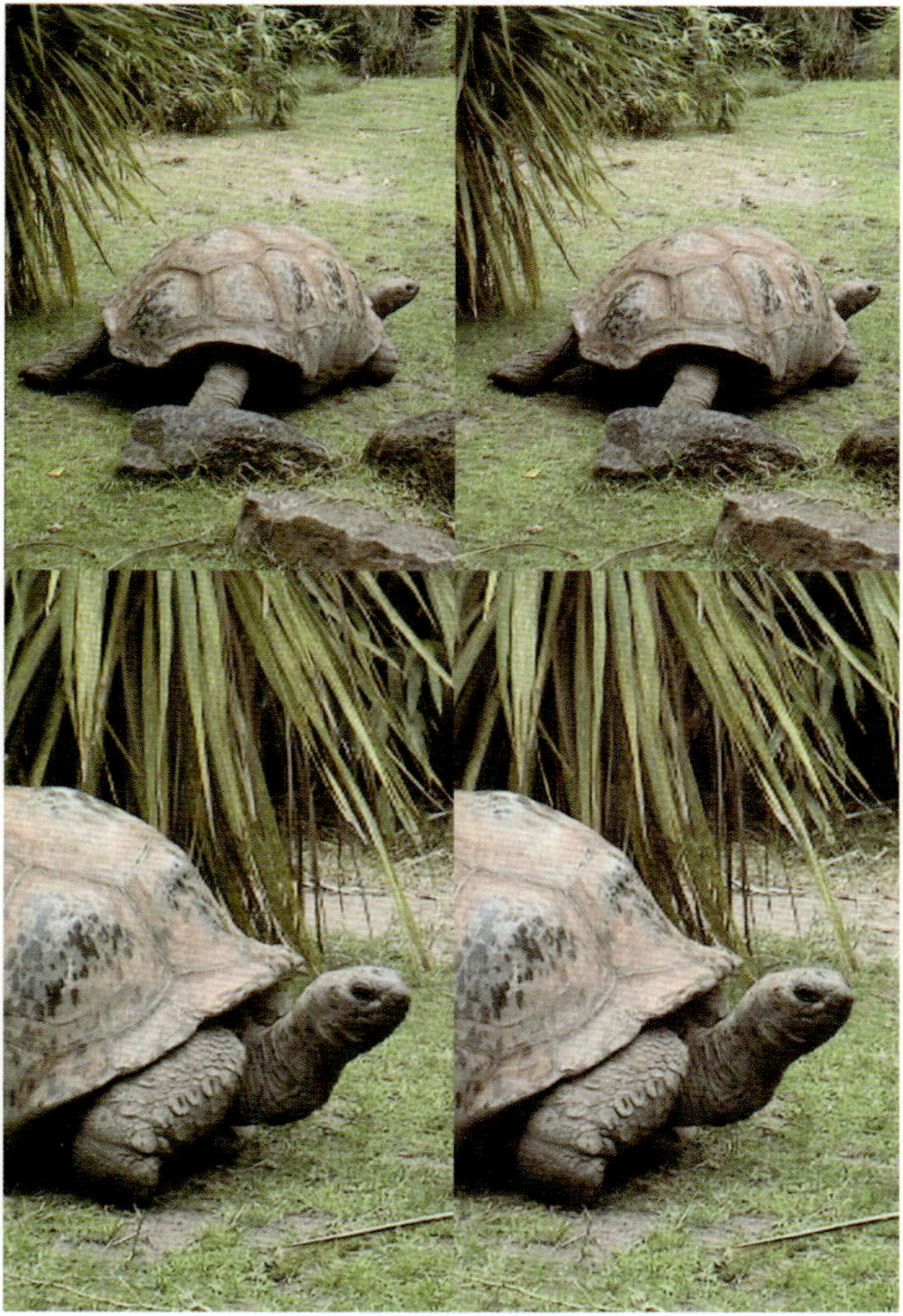

④イースタン・クォールは白い斑点が特徴

　聞き慣れない名前ではないだろうか。日本の動物園では見たことがない。肉食の有《ゆう》袋類《たいるい》でフクロネコ科に属する。英語の綴りはQuoll。オーストラリア本土では1960年頃に滅び現在はタスマニア島だけに住む。同島では広い範囲に住むが、草原と森が混在するところが好きという。ネコと同程度の大きさで背中に白い斑点があるのが特徴だ。夜行性で昼間は巣の中で寝ている。
　動くと意外に素早いので撮影に苦労した。よく見ると目が可愛い。写真はトゥロウナ・ワイルドライフパークで撮影。

［下はパラレル法、左はクロス法で眺めよう］

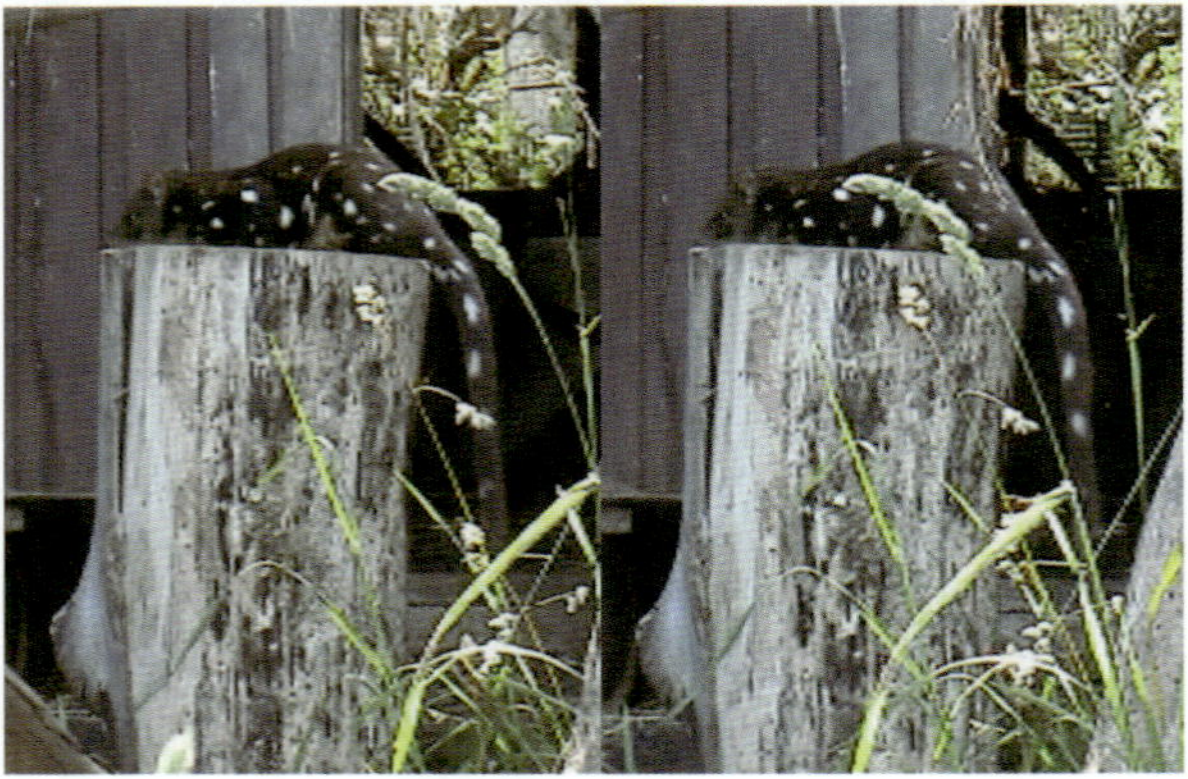

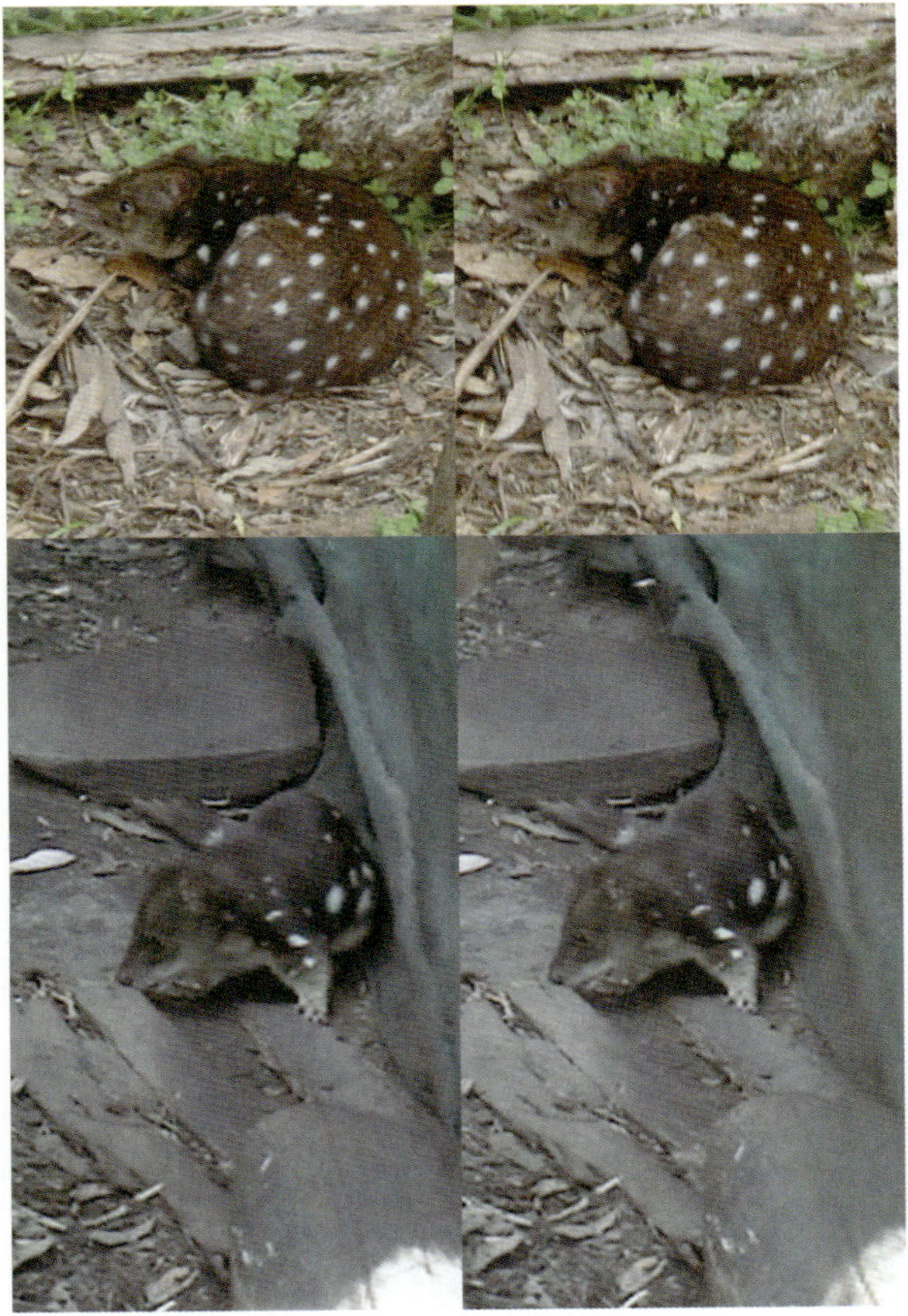

⑤イリエワニは2億年を生きた最大のワニ

ワニはクロコダイル科、アリゲーター科、ガビアル科に分かれる。イリエワニはクロコダイル科に属し、現存するは虫類の中でクロコダイル科最大の種である。全長7メートル（10メートルの例もあるという）、体重1トンにもなる。インド、東南アジア、オーストラリア北部に住む。塩水ワニとも呼ばれ、川と海の境界に住むのでイリエと呼ぶ。

性格は荒く目と鼻先だけ水面に出して獲物をねらう。ワニは2億年前に出現し、大きく変化せずに現代に至った。古代の面影を残す貴重な生物だ。シンガポールで撮影。

［下はパラレル法、左はクロス法で眺めよう］

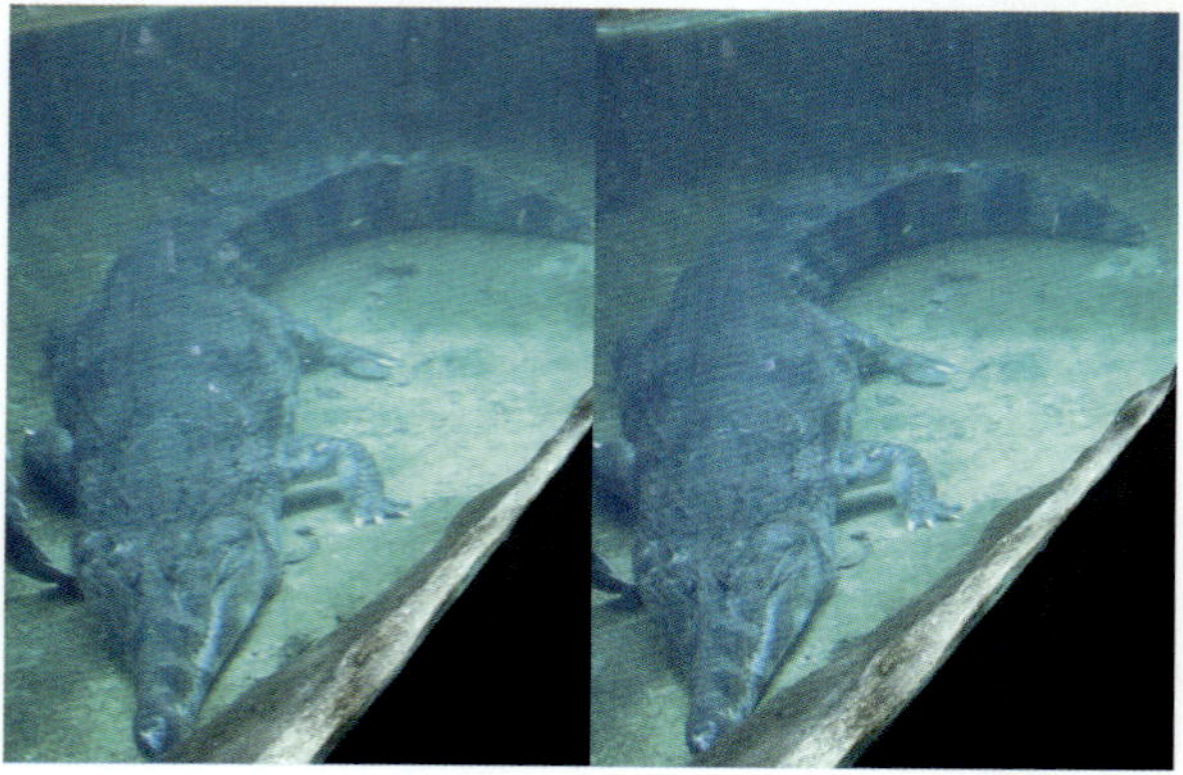

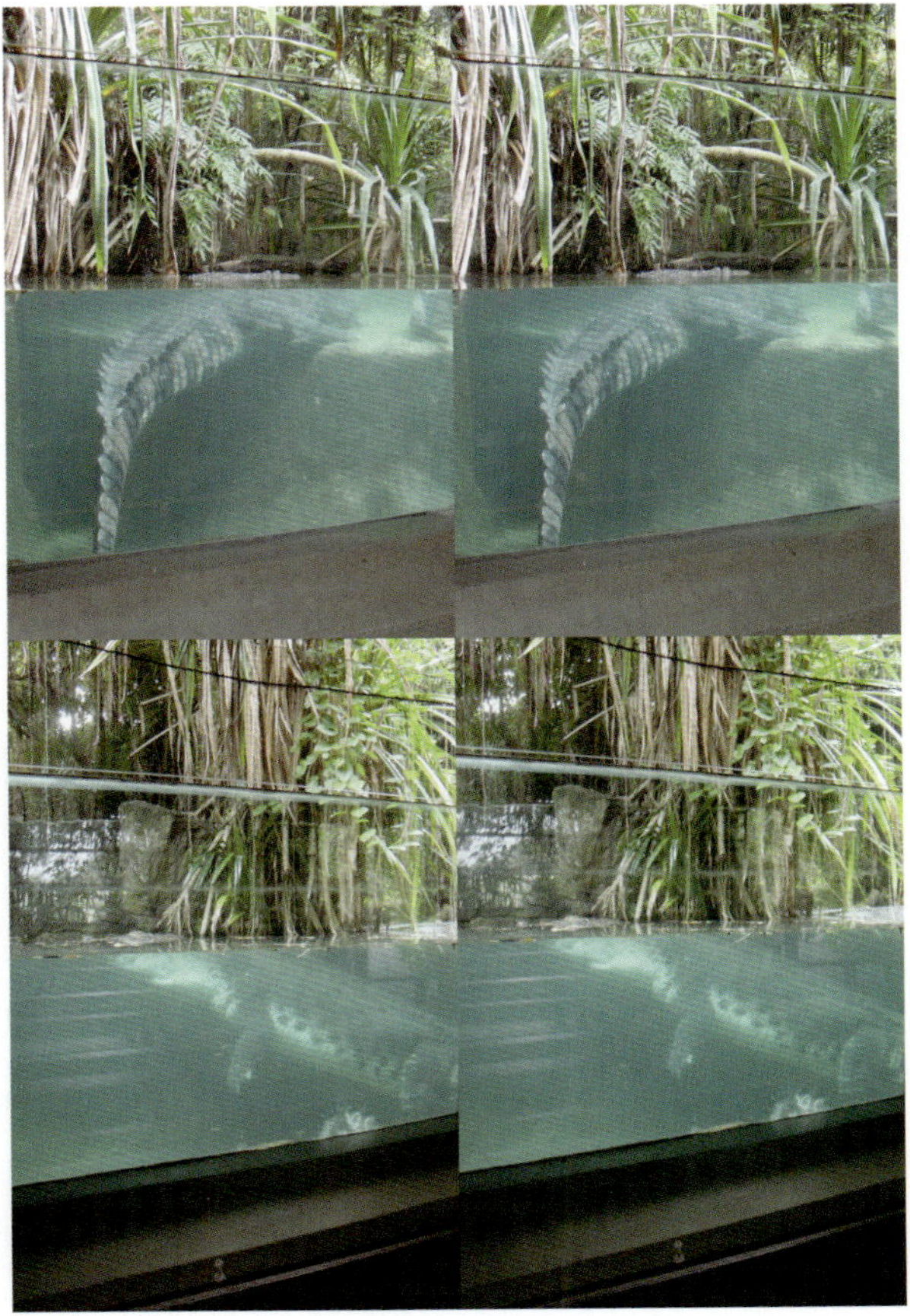

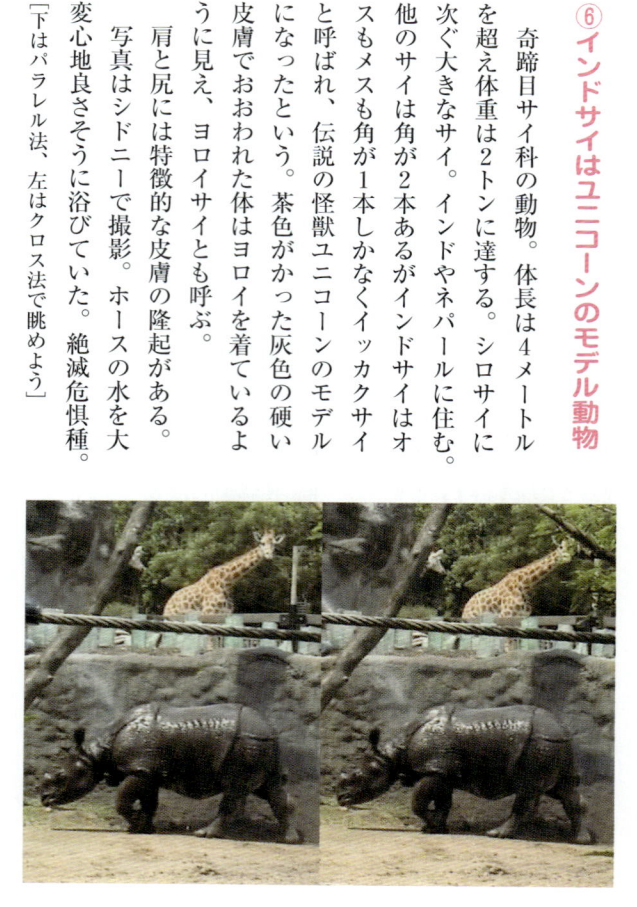

⑥インドサイはユニコーンのモデル動物

奇蹄目サイ科の動物。体長は4メートルを超え体重は2トンに達する。シロサイに次ぐ大きなサイ。インドやネパールに住む。他のサイは角が2本あるがインドサイはオスもメスも角が1本しかなくイッカクサイと呼ばれ、伝説の怪獣ユニコーンのモデルになったという。茶色がかった灰色の硬い皮膚でおおわれた体はヨロイを着ているように見え、ヨロイサイとも呼ぶ。

肩と尻には特徴的な皮膚の隆起がある。

写真はシドニーで撮影。ホースの水を大変心地良さそうに浴びていた。絶滅危惧種。

［下はパラレル法、左はクロス法で眺めよう］

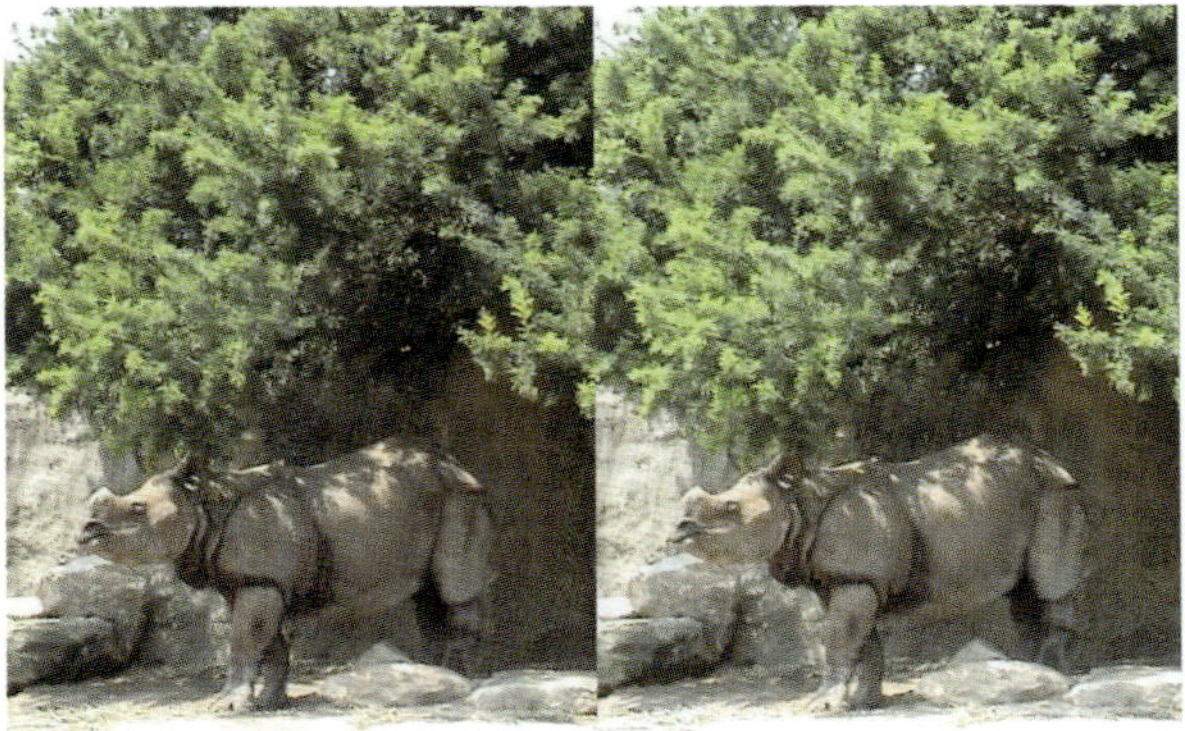

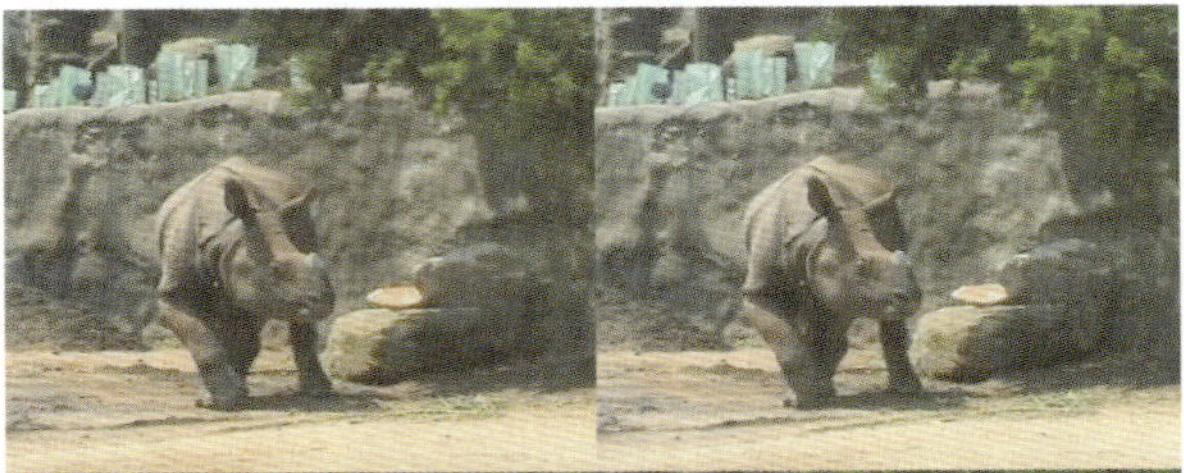

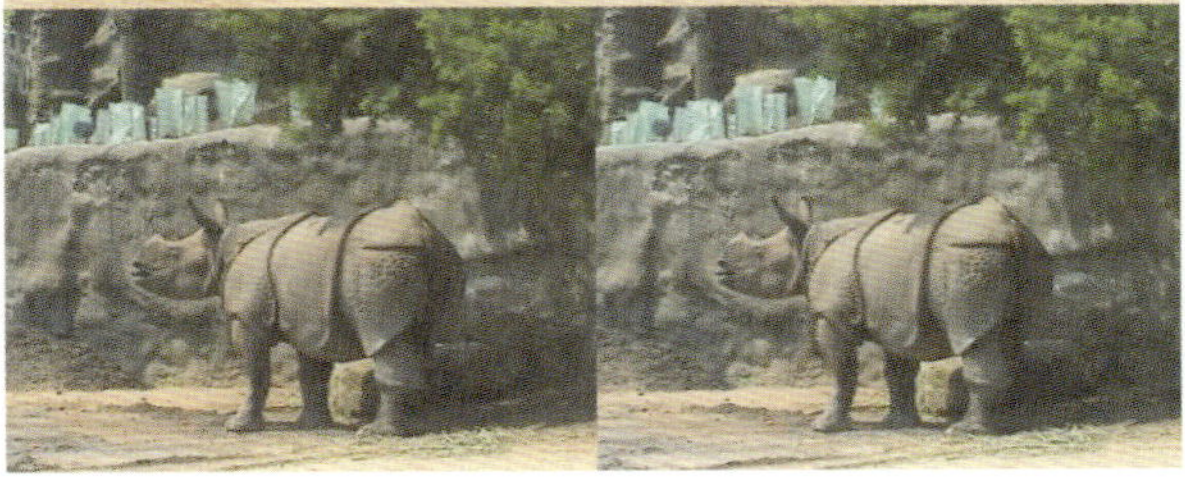

⑦インドゾウは時速40キロで突進する

長鼻目ゾウ科のほ乳動物。インドゾウとアフリカゾウがある。アフリカゾウは耳が大きい。写真はインドゾウで体高3メートル、体重5トンにもなる。4千年前から荷《に》役《えき》に使われた。一日に200キロものエサを食べ、190リットルもの水を飲む。寿命は人間と同程度で、記憶力が非常に良い。

突進時は時速40キロも出る。長い鼻は人で言えば上唇と鼻が発達したもので、骨はなく筋肉質。左はシドニーで撮影。人が手と手をつなぐように、鼻と鼻をからませて仲良くしていた。

［下はパラレル法、左はクロス法で眺めよう］

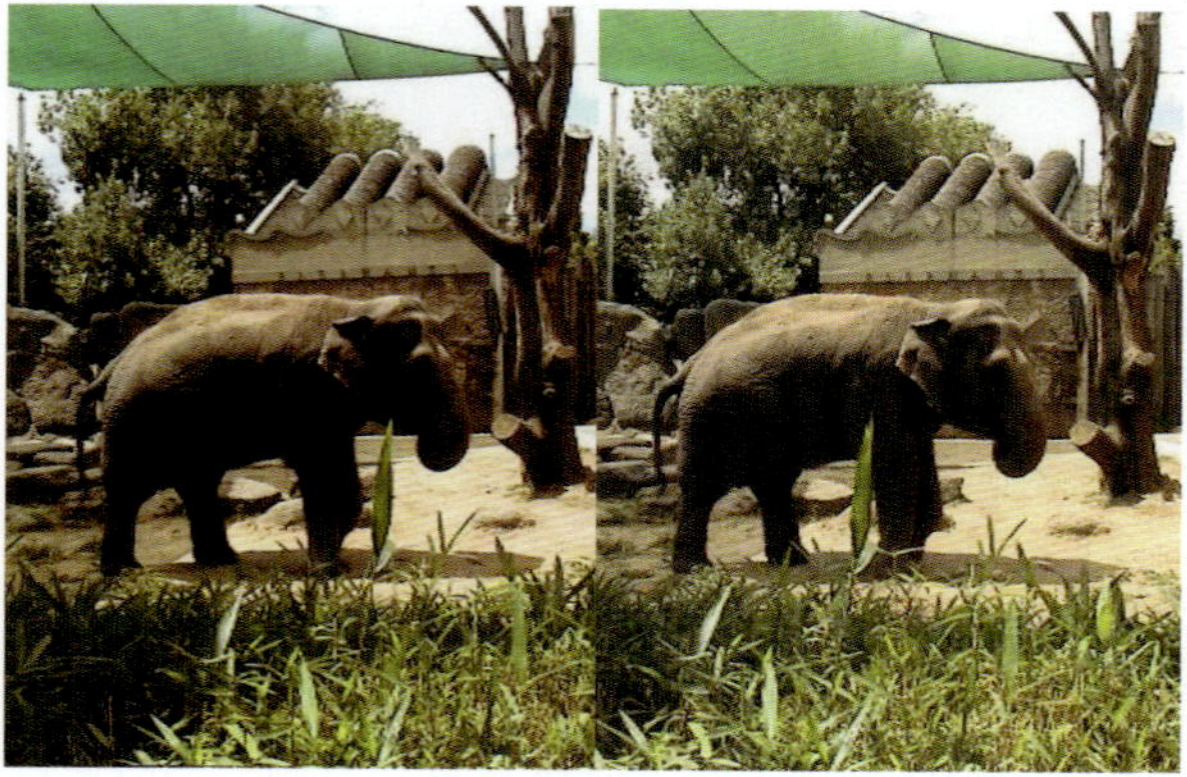

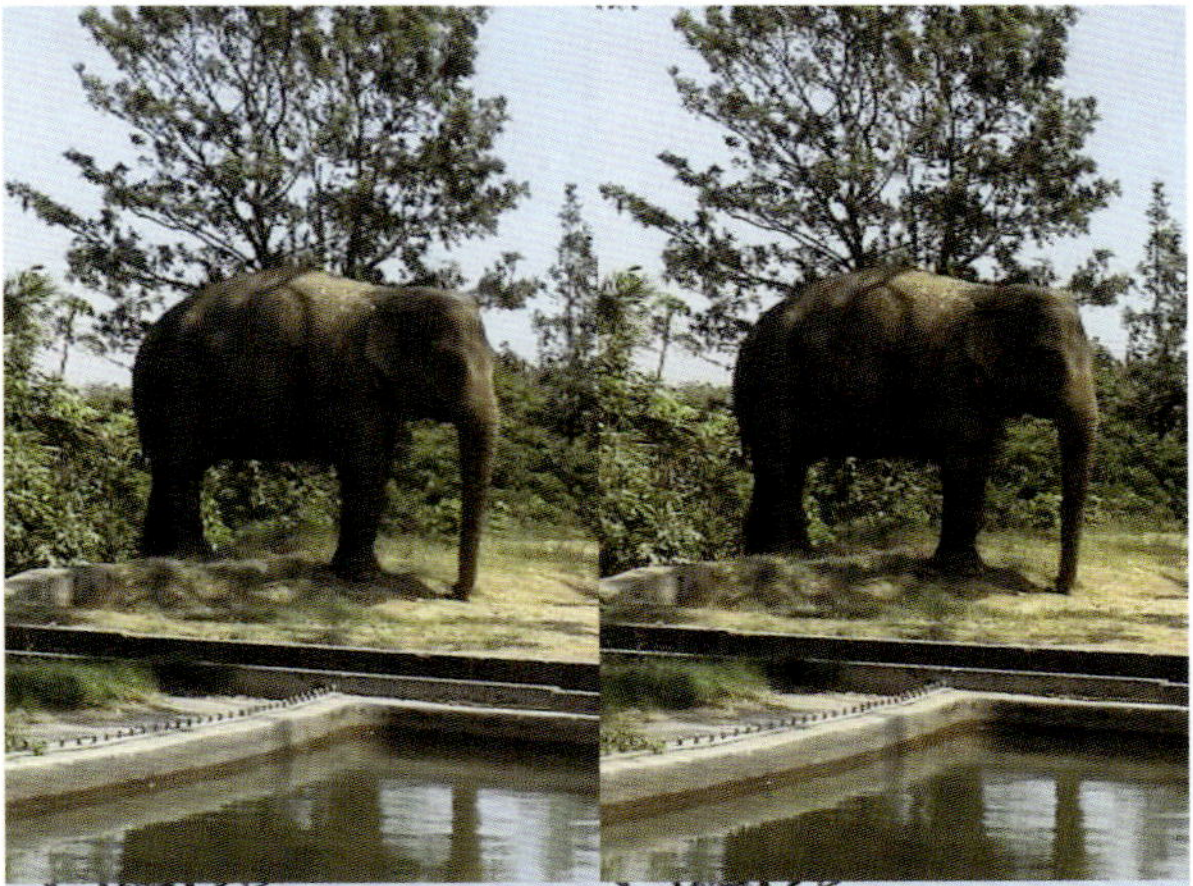

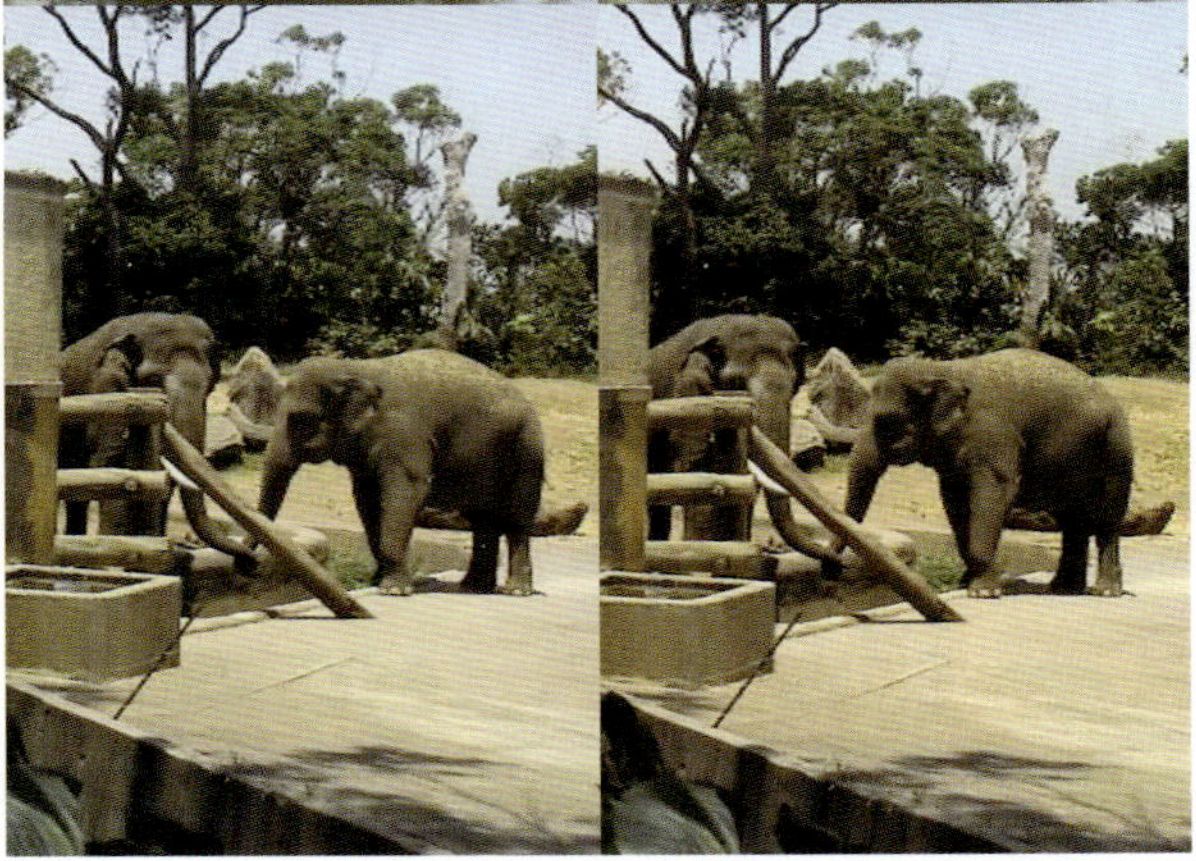

⑧ウォンバットは生きたぬいぐるみ

有袋目ウォンバット科の動物。オーストラリアとタスマニアに固有で巣穴を掘って暮らす。穴掘りに適した長いかぎ爪を持つ。昼間は寝ていて夜になると巣穴を出て、草などの植物を食べる。クマのぬいぐるみを思わせるずんぐりした体つきと、小さな目、短い手足、穏やかな性質、ゆったりとしたしぐさなど、見る人に「かわいい」「だっこしたい」という気持ちを引き起こす。

写真はタスマニアで撮影。クレイドル山では夕方になるとロッジ周囲で長時間観察できた。有袋類ではもっとも知能が高い。

［下はパラレル法、左はクロス法で眺めよう］

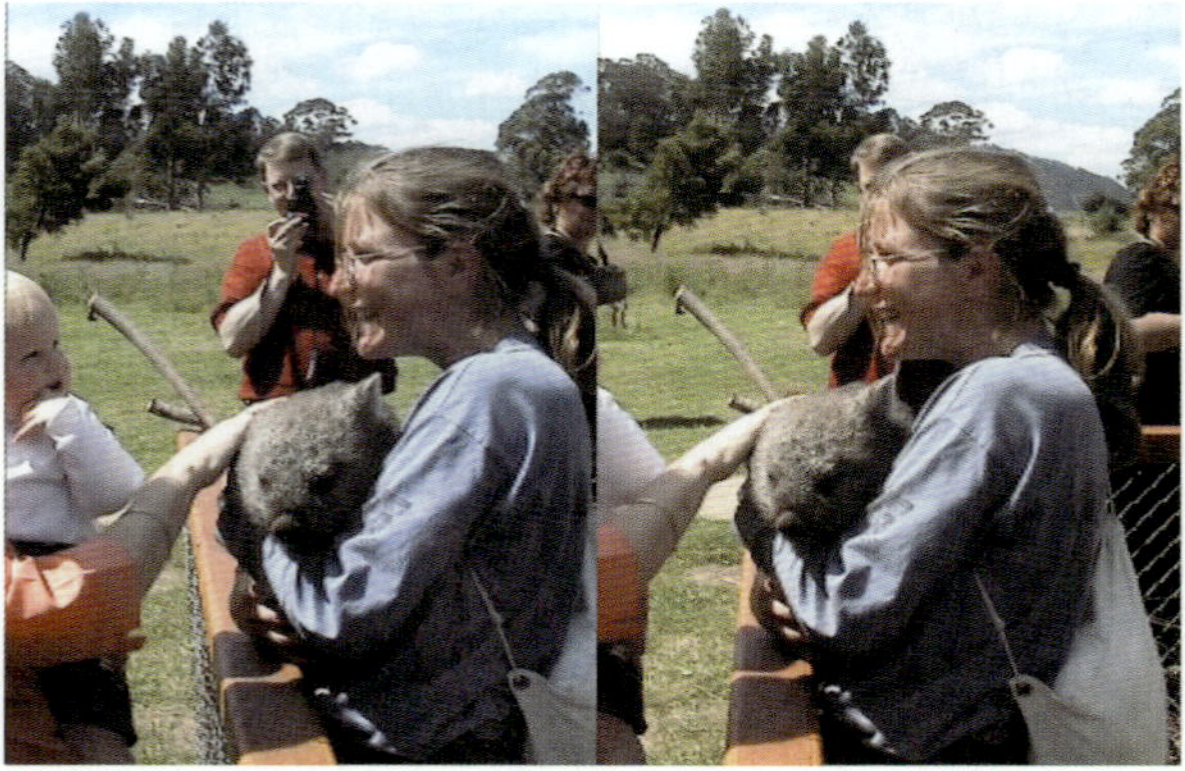

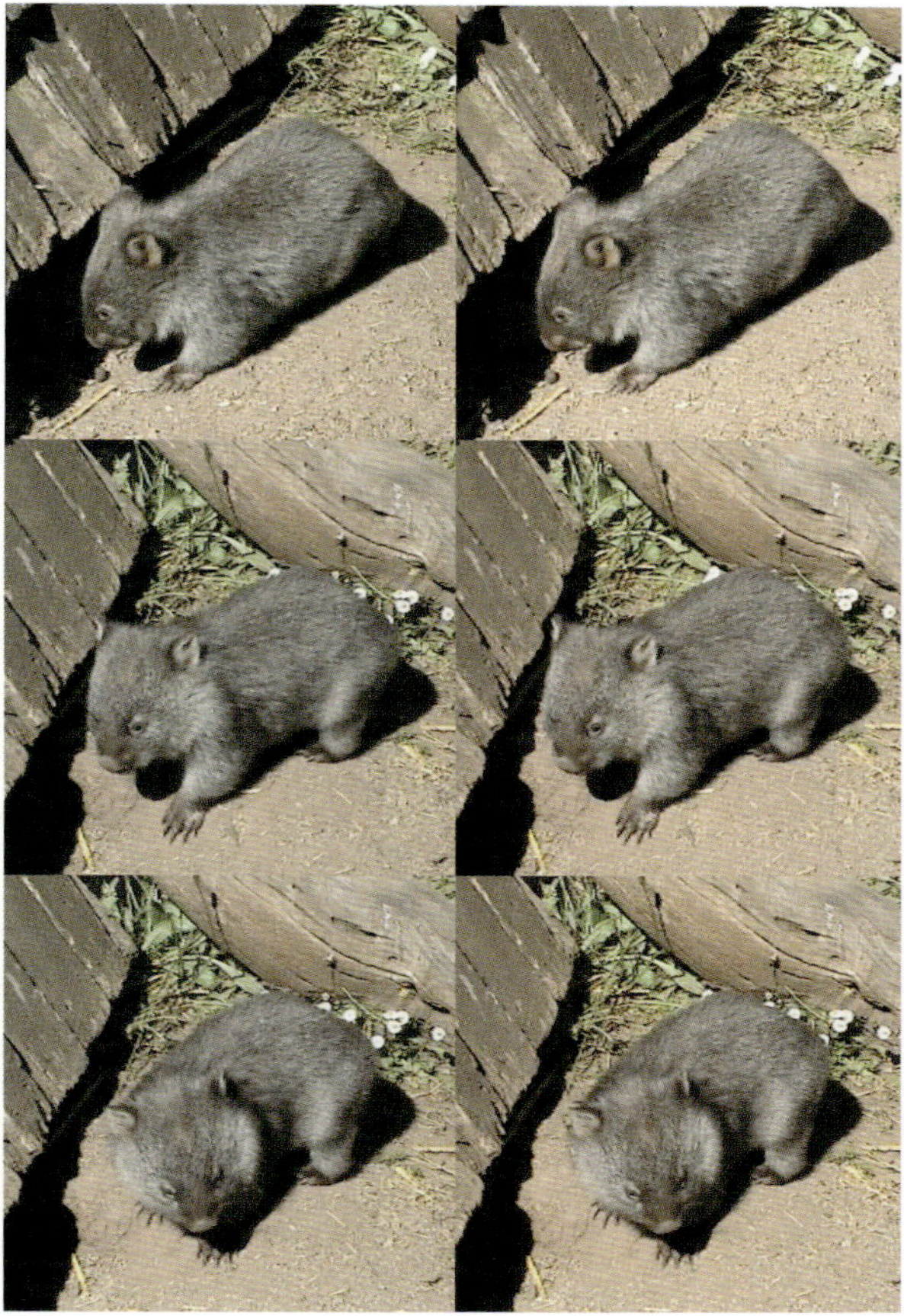

⑨ウシは1頭から年間6トンの牛乳が出る

偶蹄目ウシ科の草食動物。4つに分かれた胃で反芻《はんすう》するのが特徴。1万年以上も前から家畜として生活している。世界中で十数億頭もいる。ヨーロッパ種と南アジアのコブウシの系統がある。肉牛、乳牛と用途に分けて品種改良され、品種は270以上。

日本で最多の乳牛はオランダで改良されたホルスタインで白黒のまだら模様が特徴。90年の米国の統計では乳牛1頭から年間約6640キロの牛乳と242キロのバター油を得たという。すごい！　写真はタスマニアで遭遇した、顔が印象的な雄ウシ。

［下はパラレル法、左はクロス法で眺めよう］

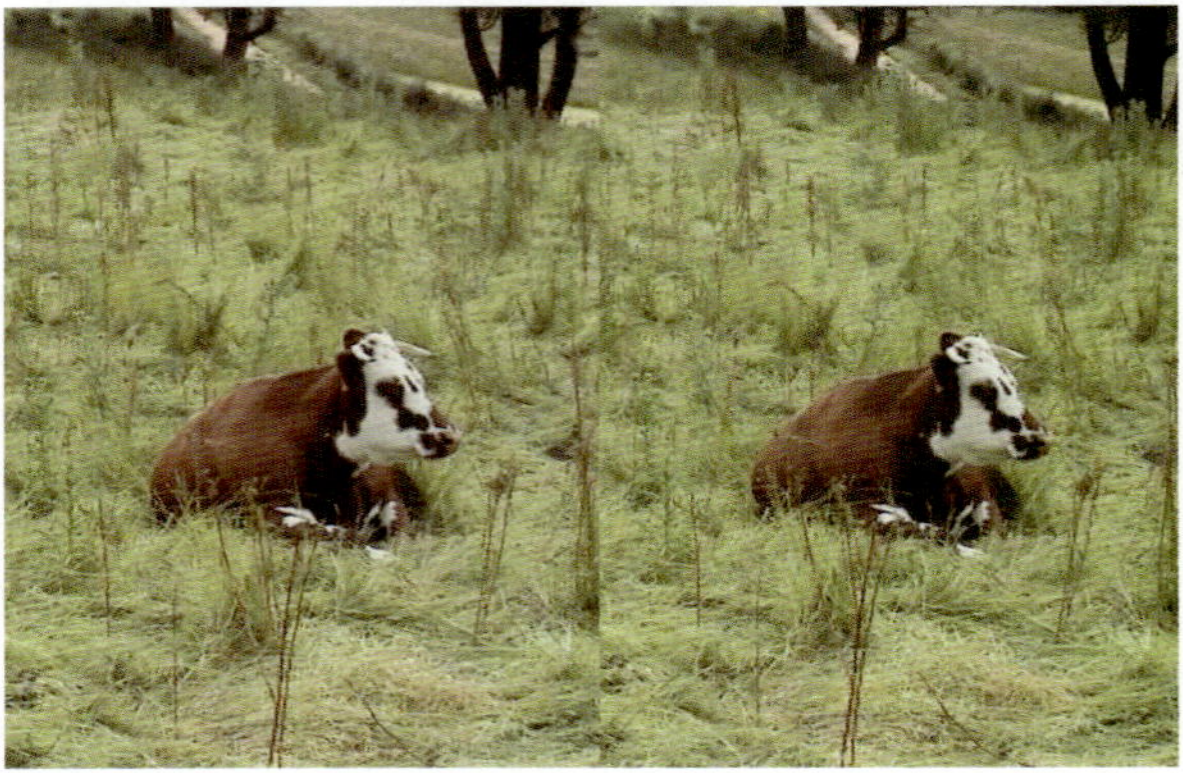

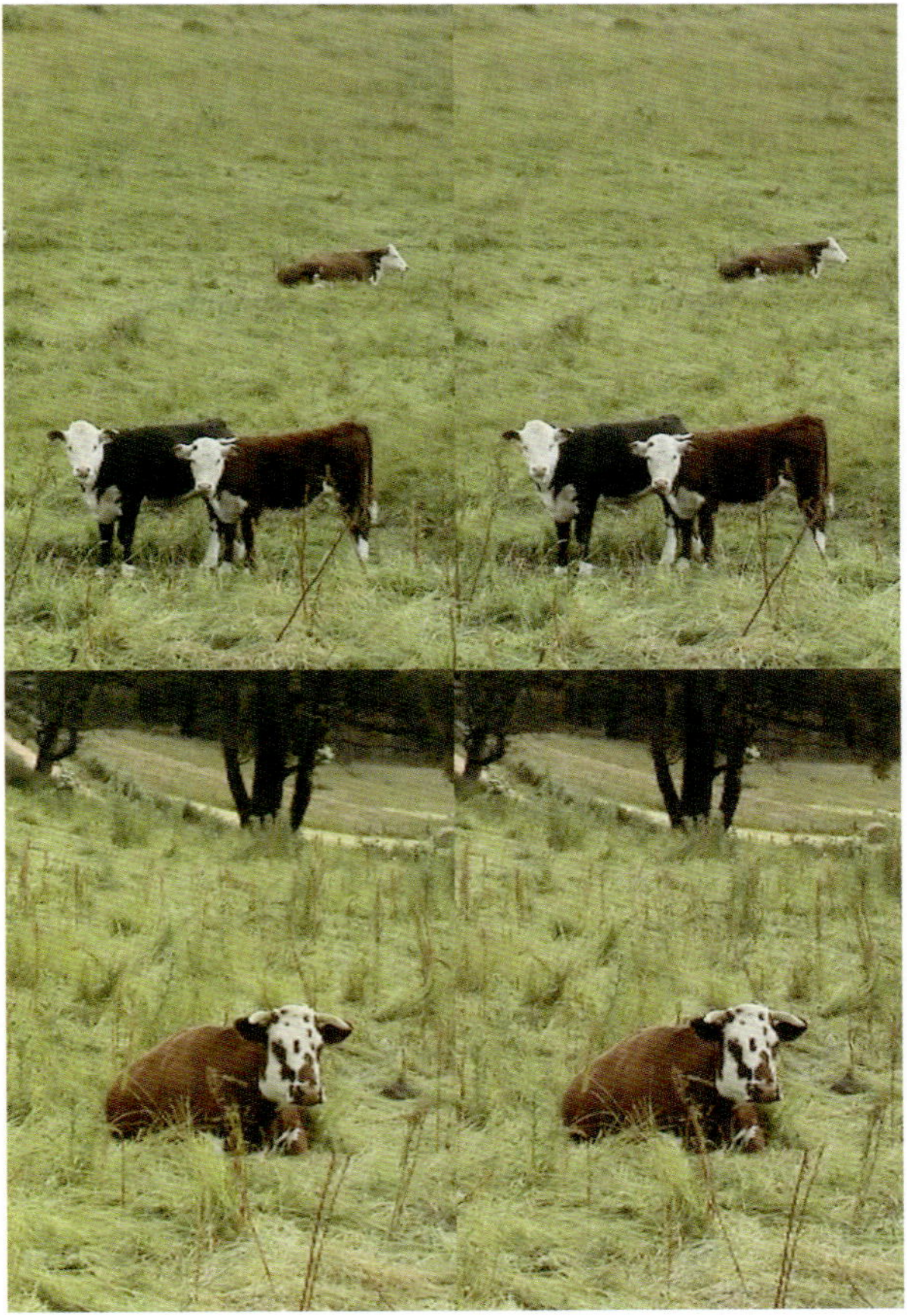

⑩ウマは指1本に体重を乗せて走っている

奇蹄目ウマ科の動物。4千年前にバビロニアで家畜化され、その後さまざまな系統が作られた。人間はウマからたくさんの恩恵を受けてきた。野生の馬は3群ありモウコノウマ、ロバ、シマウマの各仲間である。

2歳で性的に成熟し、妊娠期間は11カ月で、1回に1子を生む。4本の足には指が1本ずつしかない。人でいえば中指だけが巨大化してひづめを形成する。ひづめの上方に2指、4指の痕跡がある。ウシと違い胃は1つしかない。写真はタスマニアの牧場で撮影。優しい性格の白馬だった。

[下はパラレル法、左はクロス法で眺めよう]

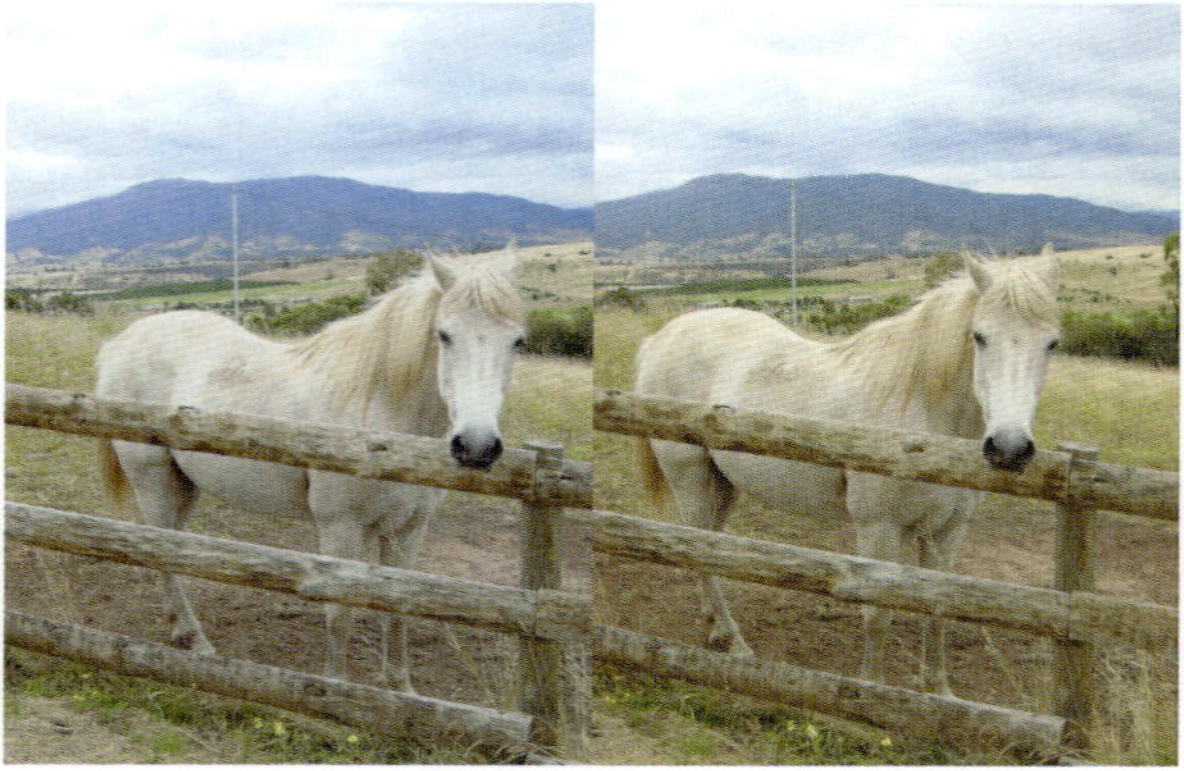

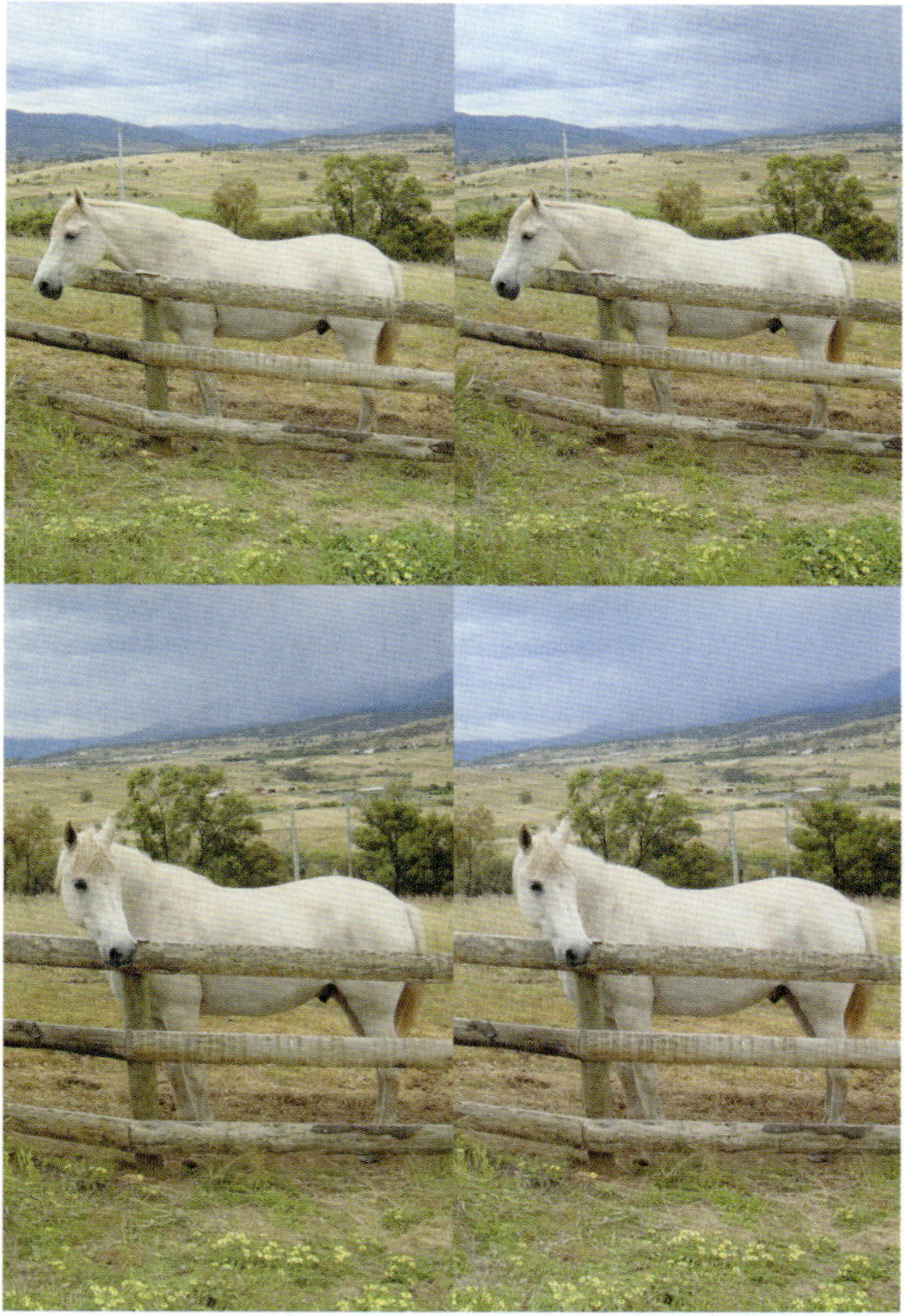

⑪エミューはダチョウに似た飛べない鳥

エミューはヒクイドリ目エミュー科の鳥でオーストラリアに住む。ダチョウに次ぐ大きな鳥で、高さは170センチになる。ダチョウ同様に飛ぶことができないが、時速40キロもの速度で走ることができる。性格はおとなしいので、動物園ではしばしば放し飼いになっている。

卵を抱いたり、ヒナを育てることは雄が行う。そのたまごは、8～15センチもあり、緑色がかった色で、焼くとチーズのようにふくよかでおいしいという。

写真はタスマニアで撮影した。

[下はパラレル法、左はクロス法で眺めよう]

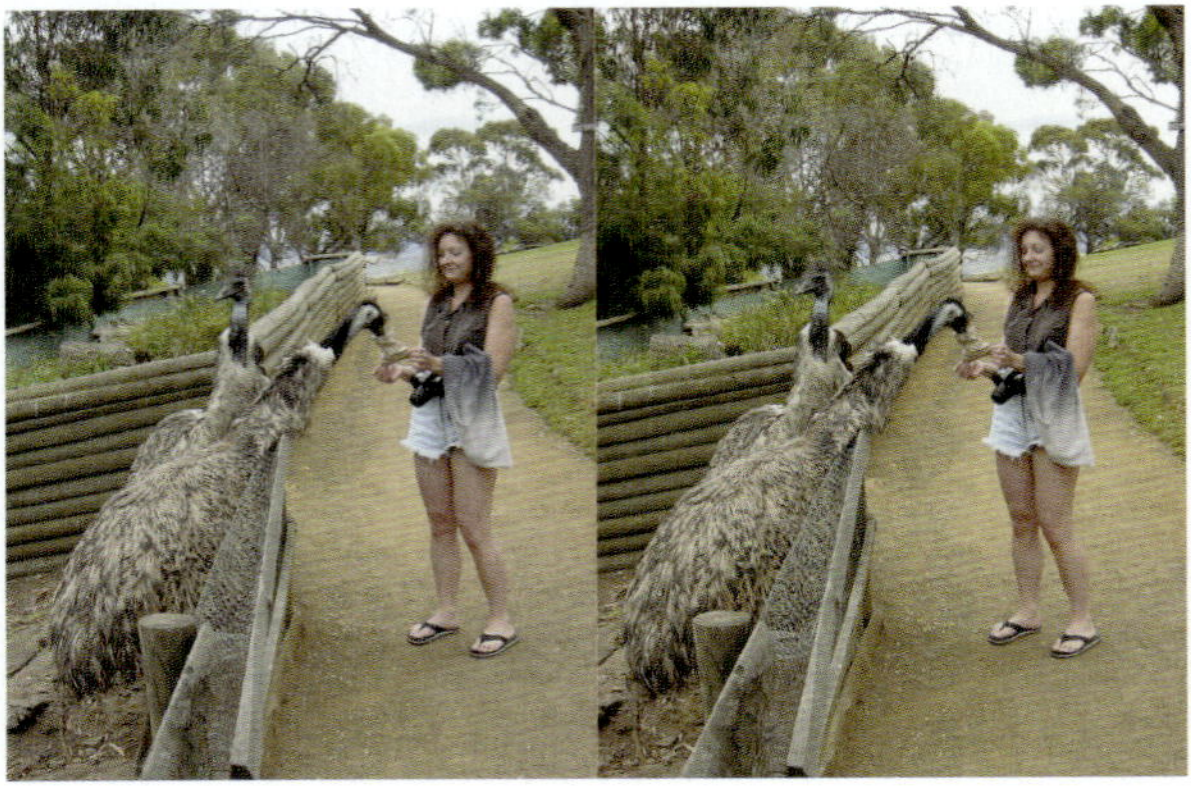

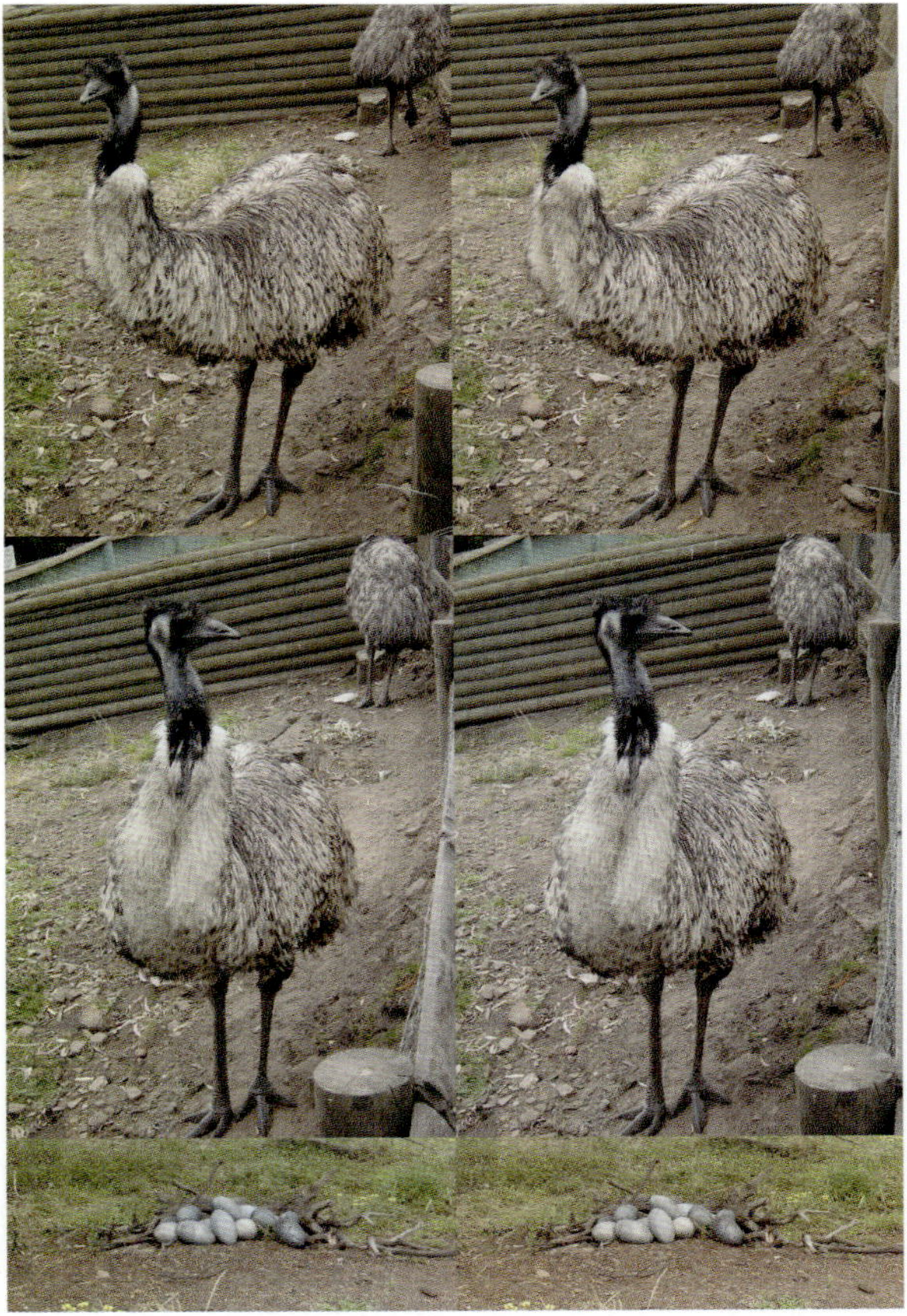

⑫オランウータンはロングコールをする

霊長目ショウジョウ科の類人猿。生息地はボルネオのカリマンタンとスマトラ。オランウータンは「森の人」という意味。

オスは頭と胴の長さが約1・4メートル、体重は約70キロになり、メスはオスの約半分。木の葉や果実を食べる。オスはのど袋を膨張させて1キロ離れた所でも聞こえる「ロングコール」を発する。赤っぽい茶色の毛でおおわれ、腕と腿には密集している。

ほとんど樹上で生活し、木の葉や果実を食べ、夜は樹上に寝床を作る。絶滅の危機にある。写真はシンガポールで撮影した。

［下はパラレル法、左はクロス法で眺めよう］

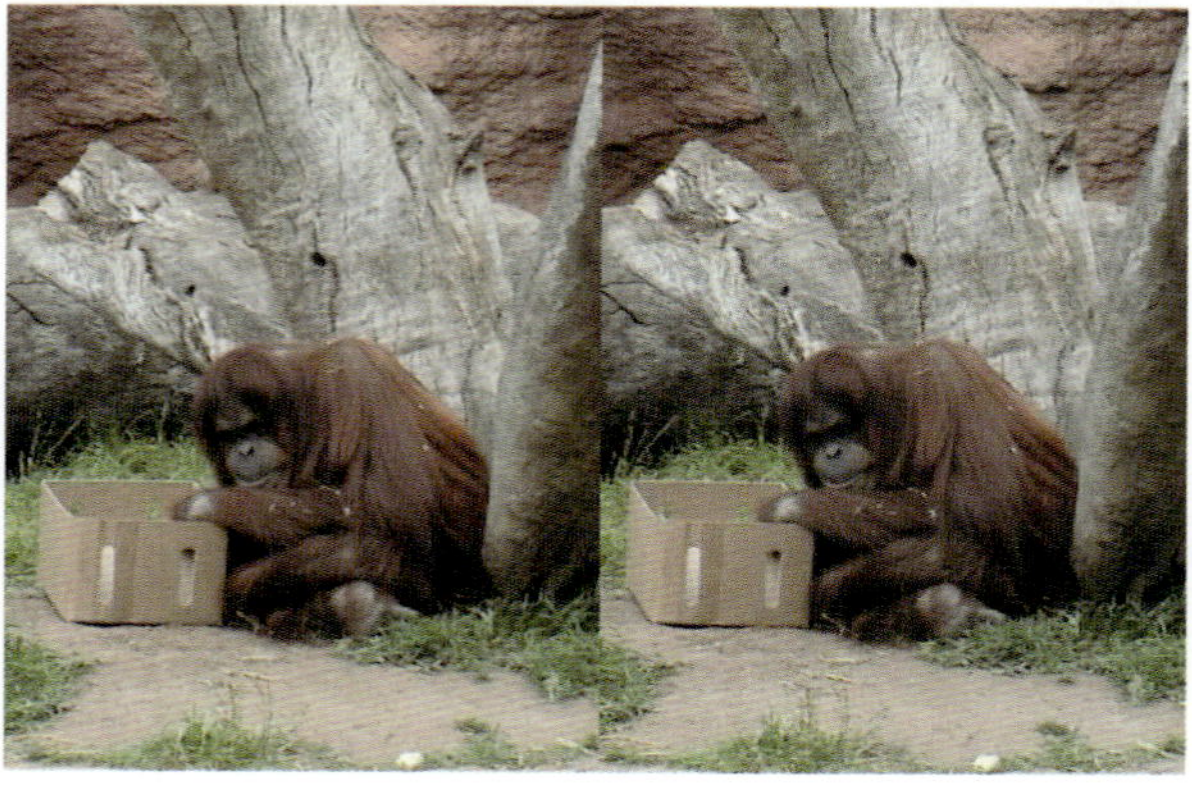

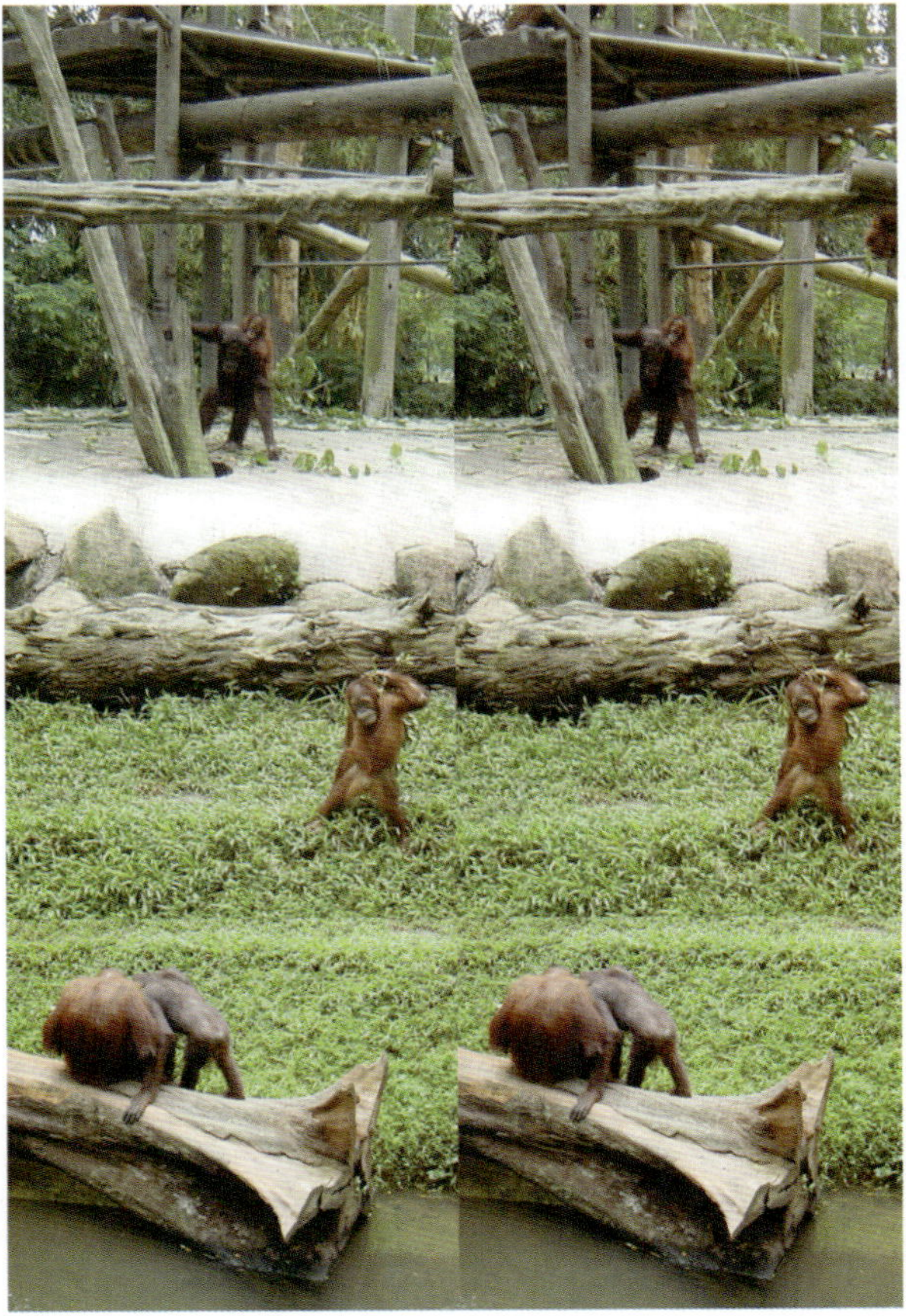

⑬オリックスは何週間も水なしで平気

オリックスは偶蹄目ウシ科の動物。アフリカおよび中東地域に住む。まっすぐ伸びた長い角が美しい。ゲムズボック、シロオリックス、アラビアオリックスの3種があり亜種もある。肩の高さは140センチになり角も同じくらいの長さになる。体重は200キロを超えることがある。シロオリックスとアラビアオリックスは絶滅危惧種。

オリックスは純粋に砂漠に適応しており、食べ物から代謝水を得ているので、何週間も水を飲まずに過ごせる。写真はシドニー(左)、シンガポール(下)で撮影。

[下はパラレル法、左はクロス法で眺めよう]

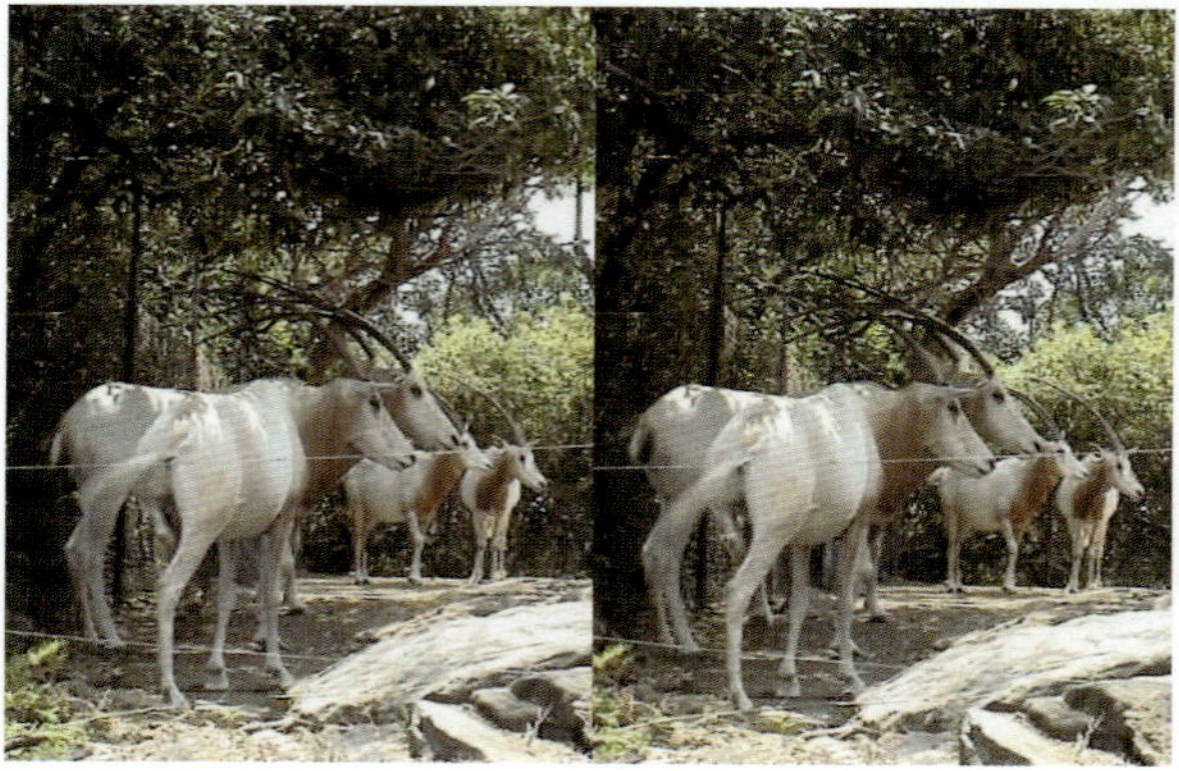

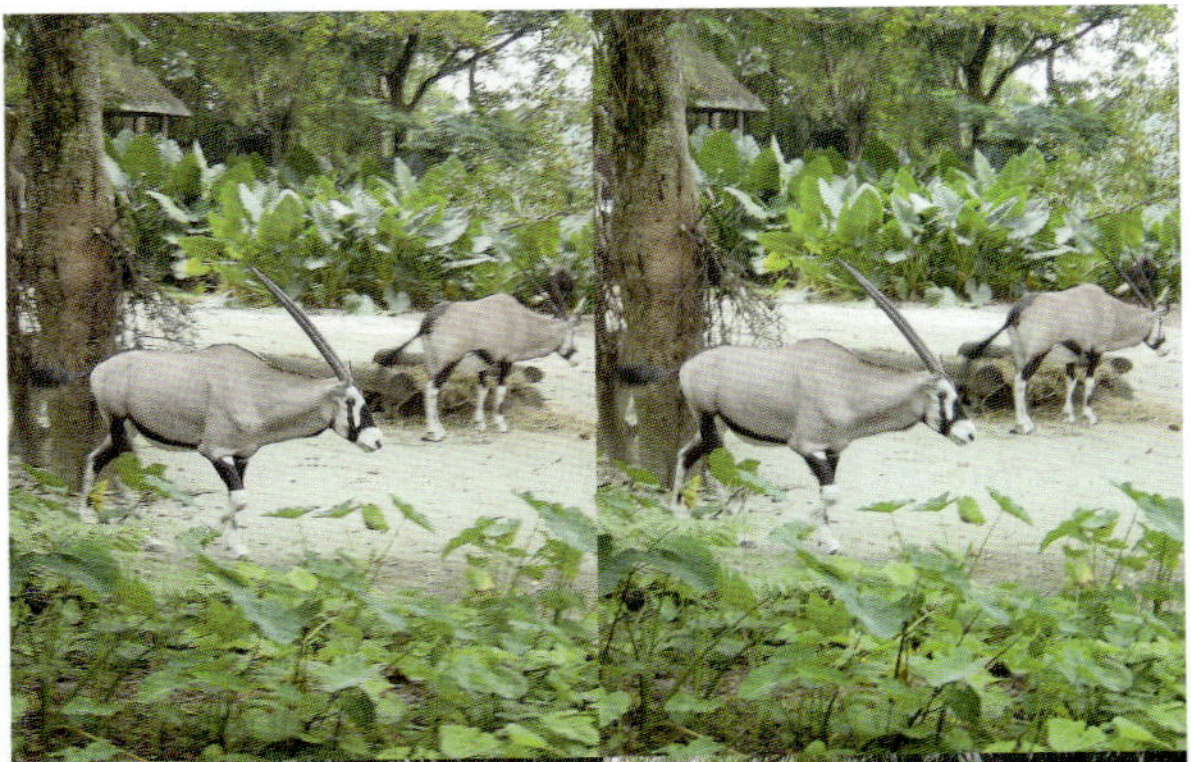

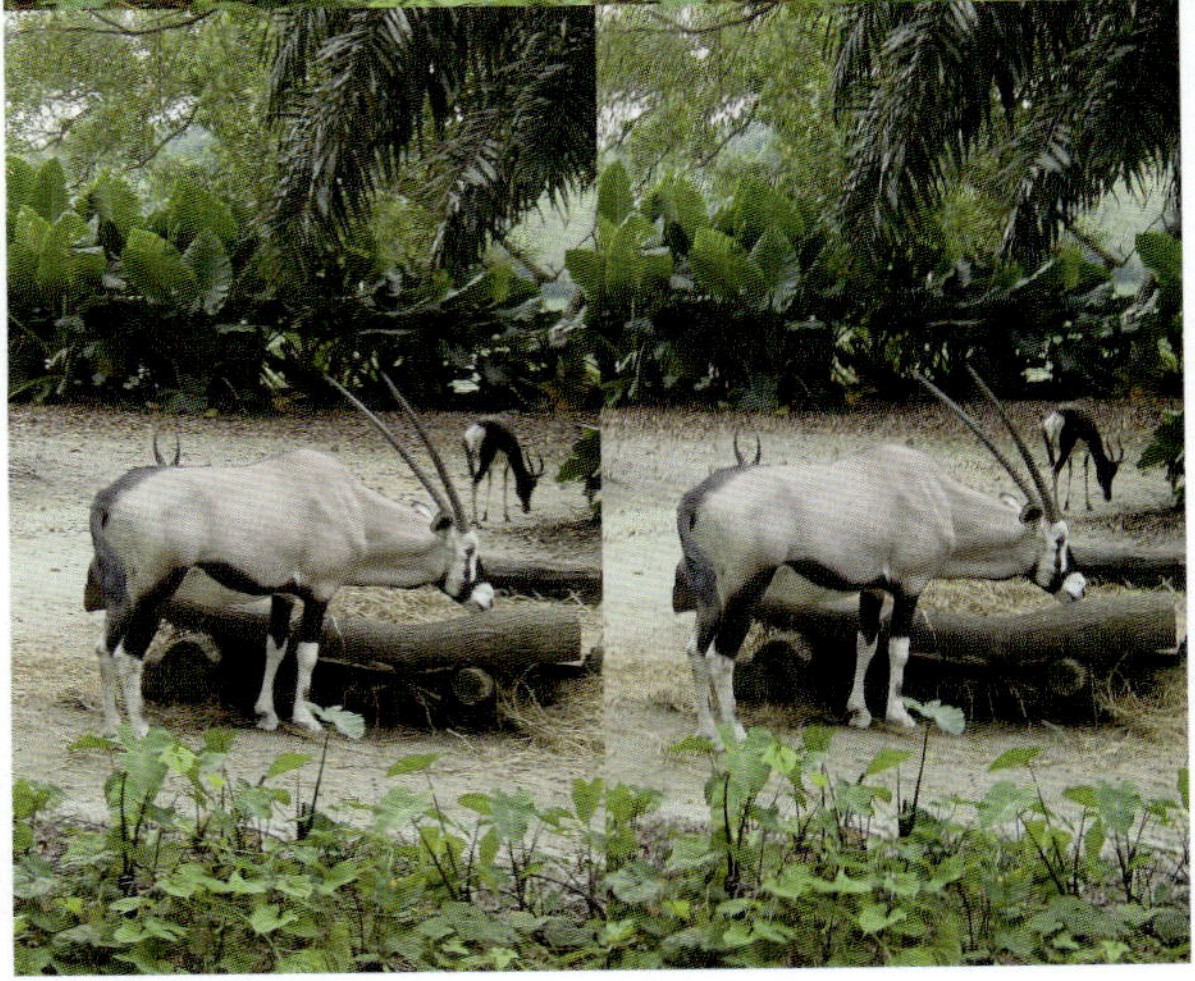

⑭カバが水中で過ごすのは脱水を防ぐため

アフリカに分布する偶蹄目カバ科の動物。成長すると体重は3トンを超える。目が出ており、潜水しながら目だけで外が見える。水中では鼻も耳も閉じる。性格は臆病で、優しく子育てをする。皮膚が薄く水分を失いやすいため昼間は河川や沼の水中で過ごし、夜は陸に上がって草を食べる。

雄はなわばりを守るために口を大きく開けて戦う。いざというときは時速40キロもの速さで走る。寿命は30～40年。写真はシンガポールで撮影。なかなかの「美肌」で、仲良くしていたのが印象的だった。

［下はパラレル法、左はクロス法で眺めよう］

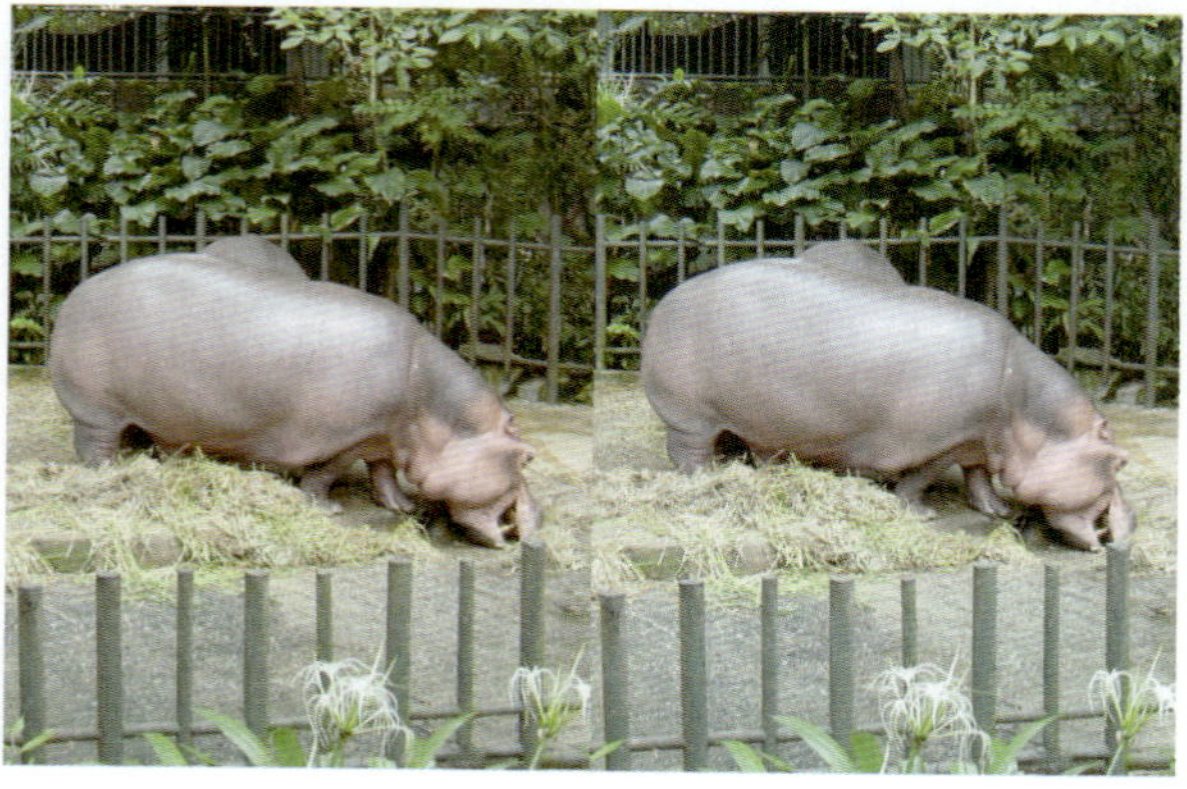

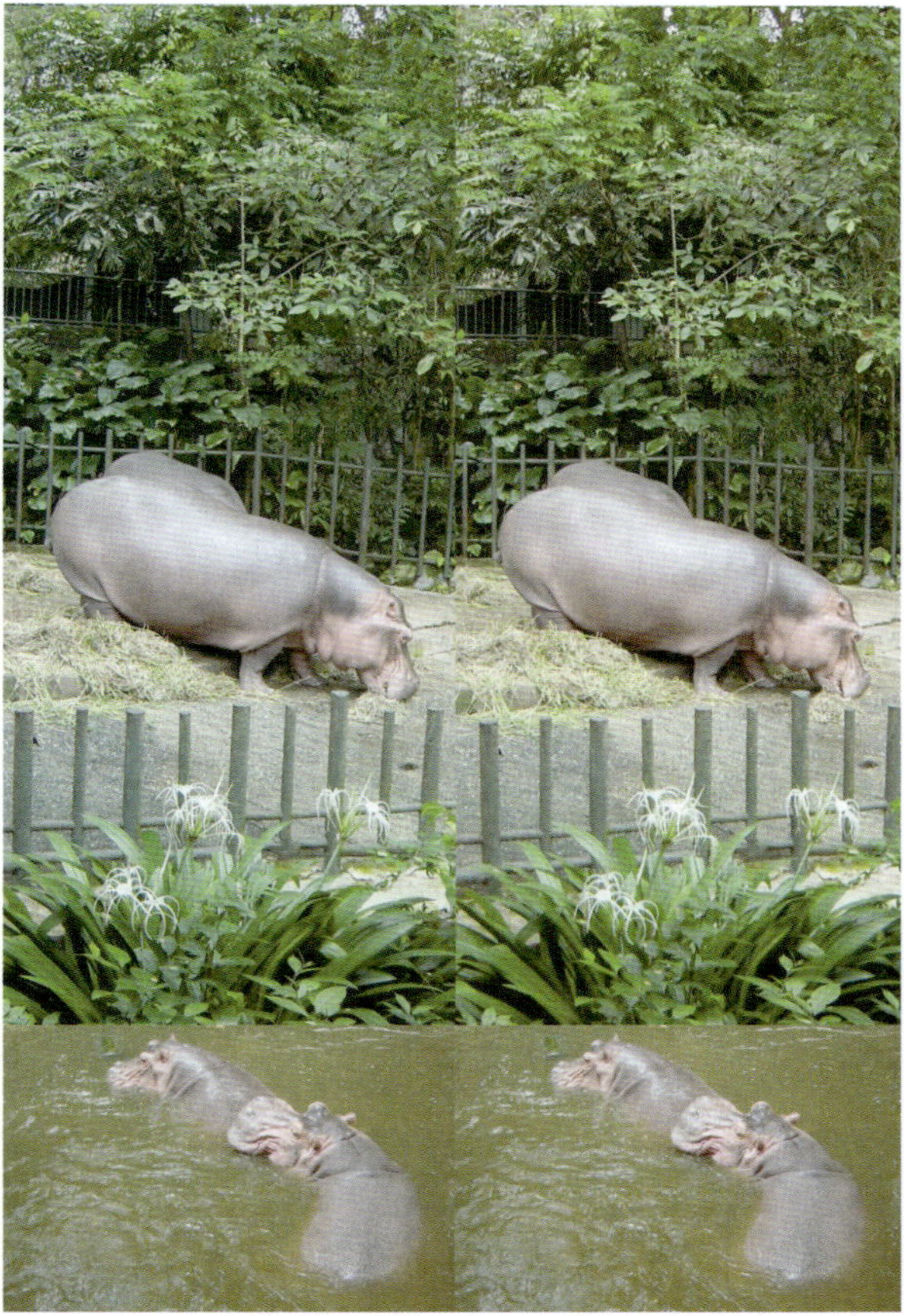

⑮キリンは血液を脳に上げるのが大変

キリンは偶蹄目キリン科の動物。世界でもっとも身長が高い動物で、高さは5メートルに及ぶ。体重は平均800キロ。アフリカのサハラ砂漠以南の乾燥したサバンナや林に生息する。40センチもある長い舌と上唇を巧みに使ってアカシアの木の高い部分の葉を食べる。人間と同様に7つの頸椎《けいつい》しかないがそれぞれが長い。心臓と離れた脳に血液が送れるように血管系には弁がある。寿命は野生では二十数年程度。

時速60キロで走ることができる。写真はシドニー（左）で撮影。

［下はパラレル法、左はクロス法で眺めよう］

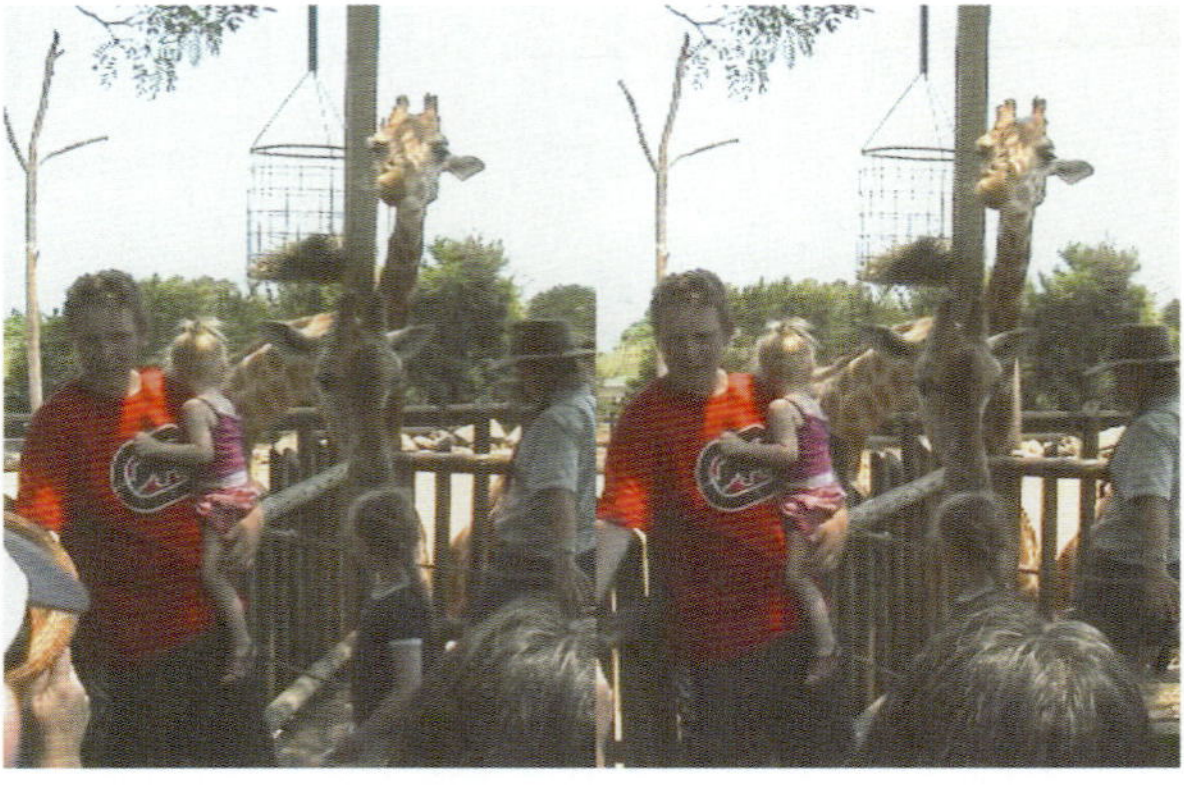

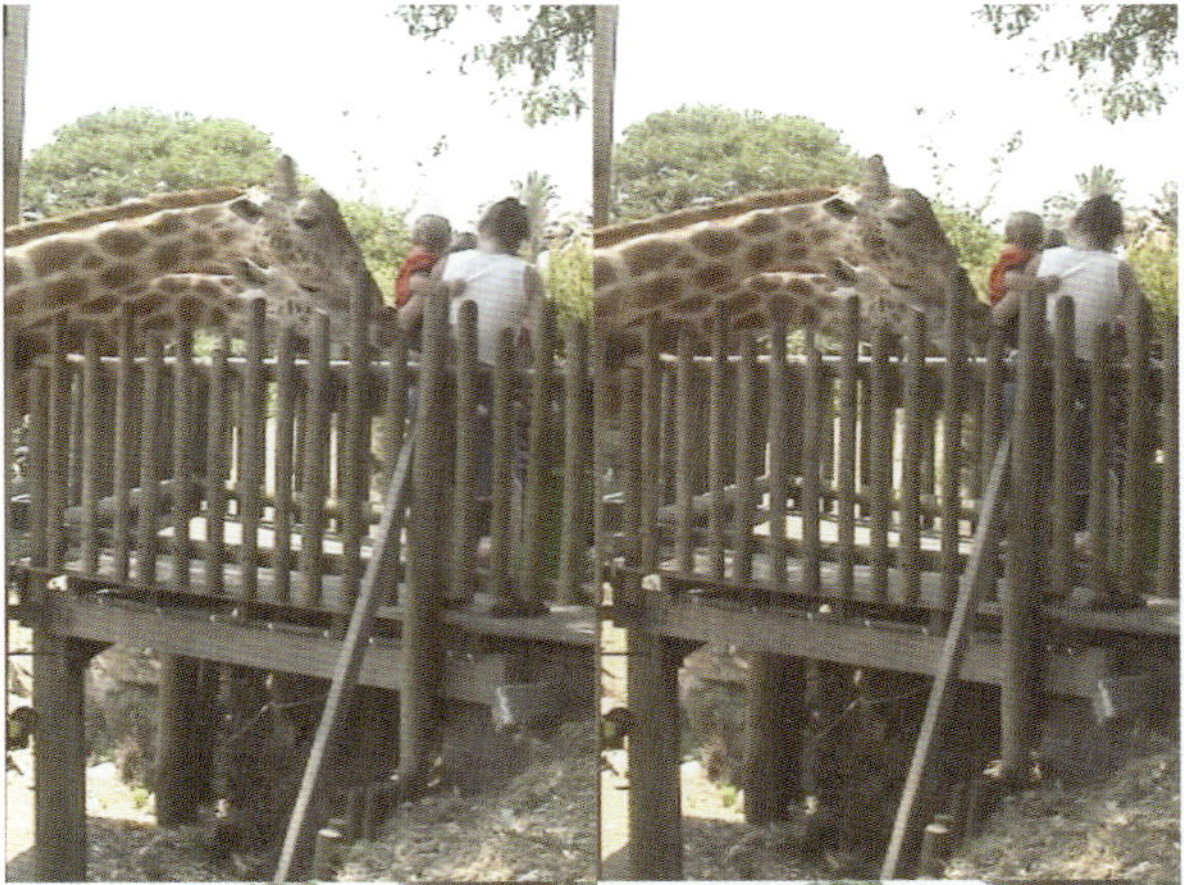

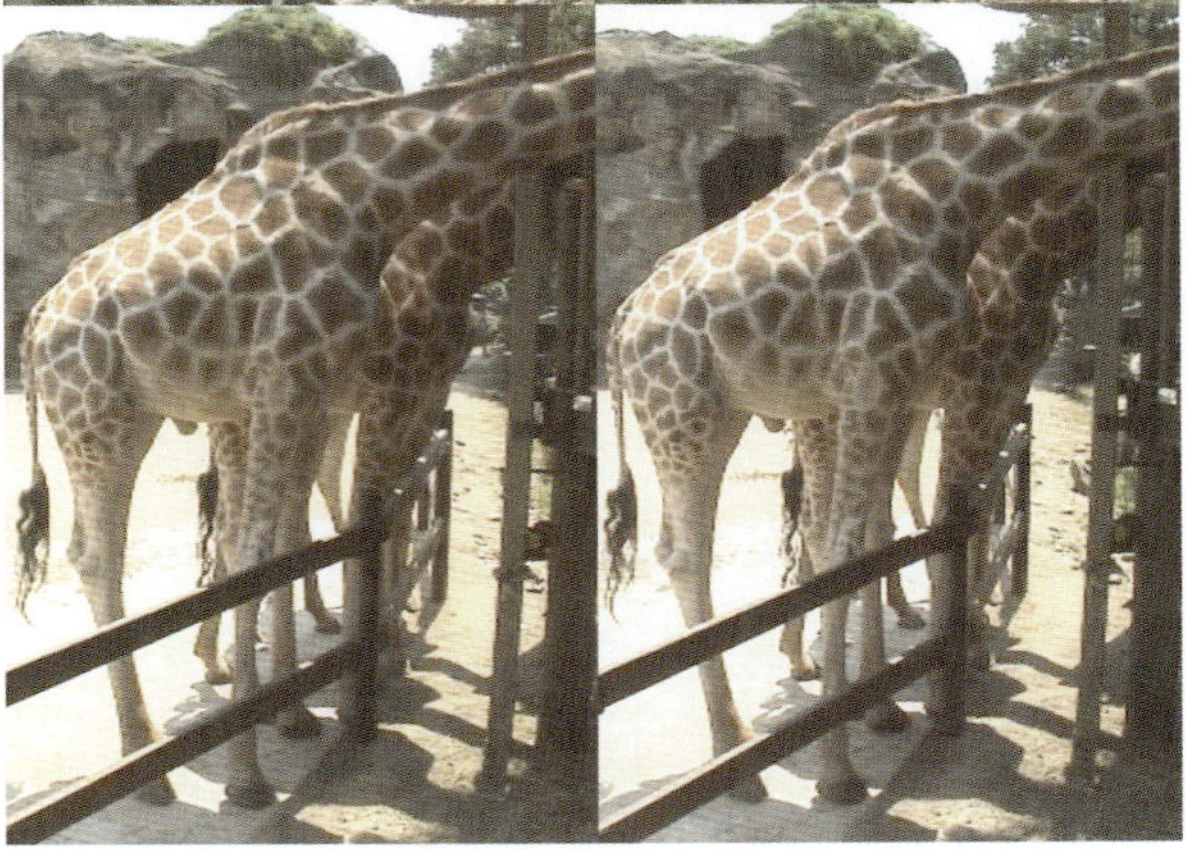

⑯クモザルは奇妙なポーズが面白い

オナガザル科の霊長類。メキシコからパナマまでの中央アメリカに生息している。特徴は尾が長くて器用なことだ。尾の先端の腹側に毛がなく、人間の指紋のようなひだがあり、感覚も鋭敏である。尾の先端の毛がないのには滑り止めの意味もある。相当に小さいものをつかむことができ、尾だけで木からぶら下がることもできる。手は親指が欠けて４本指である。写真はシドニーで撮影。体が柔軟なためしぐさが面白い。表情も人間を連想させ、ついほほえんでしまう場面が多い。ベビーに注目。

［下はパラレル法、左はクロス法で眺めよう］

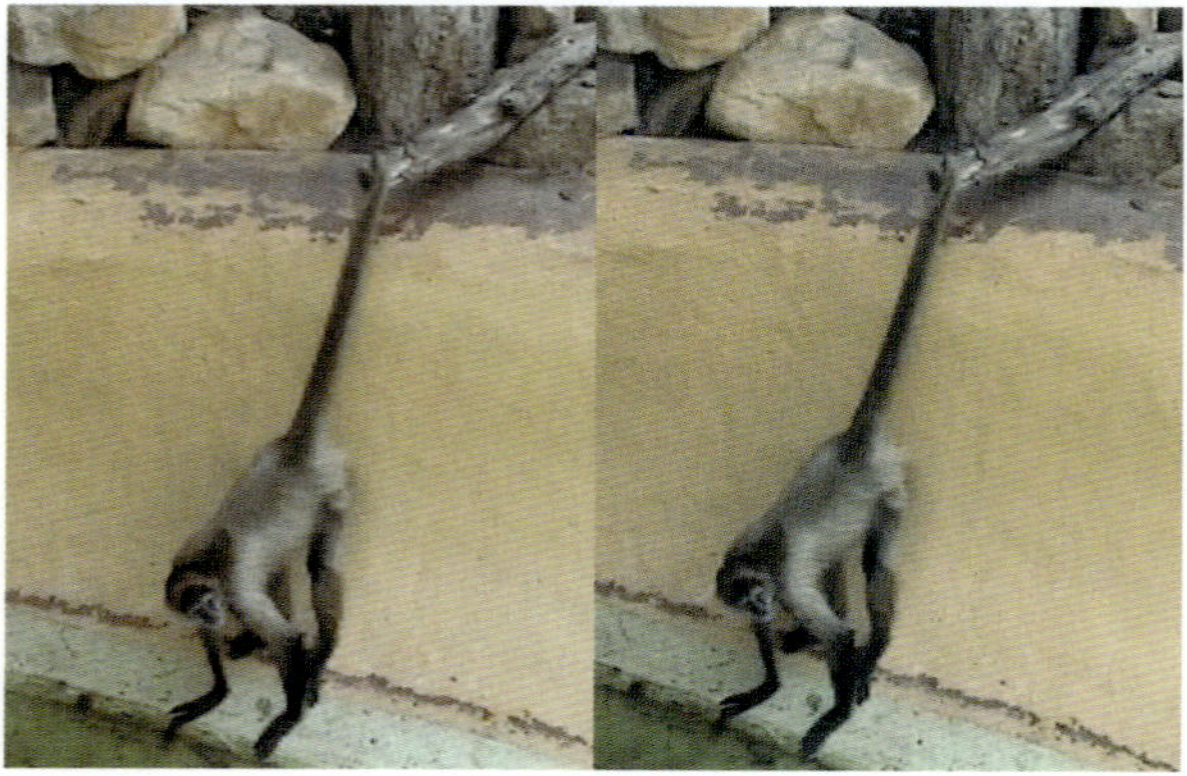

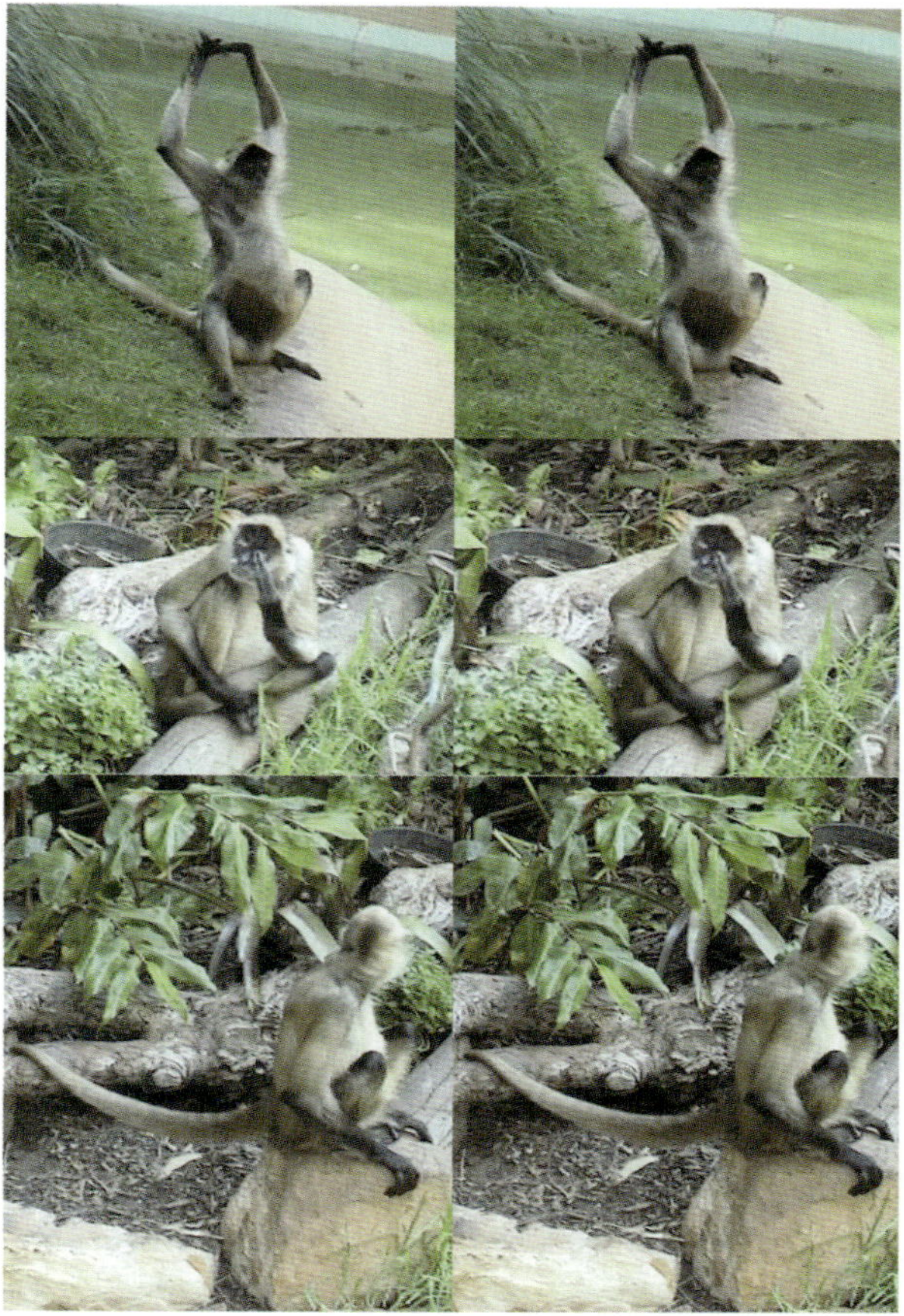

⑰クジャクは求愛時に羽を開いて誇示する

クジャクはキジ科の鳥で3種ある。アジアにはインドクジャクとマクジャク、ザイールにはコンゴクジャクがいる。アジアのクジャクは求愛のときにオスが優美な羽を扇状に開いて自己主張する。扇状のこの羽を上尾筒と呼び、金属光沢のある緑と金色の模様があり、青い目の紋を持つ。

オスの体長は長い尾のために2メートルを超すが、メスは1メートルほど。雑食で、地上または木の上に巣を作る。写真はインドクジャク。顔や頭が青いのが特徴。左はシンガポール、下はタスマニアで撮影。

[下はパラレル法、左はクロス法で眺めよう]

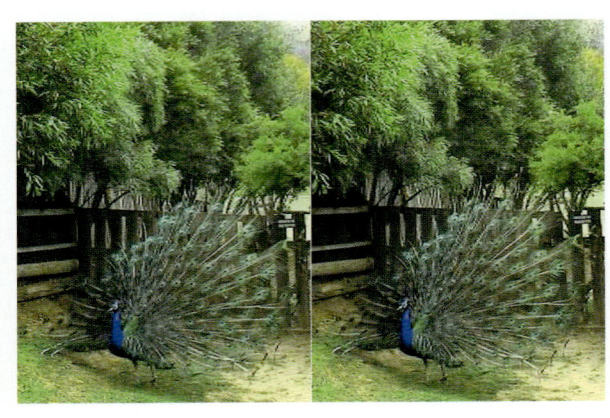

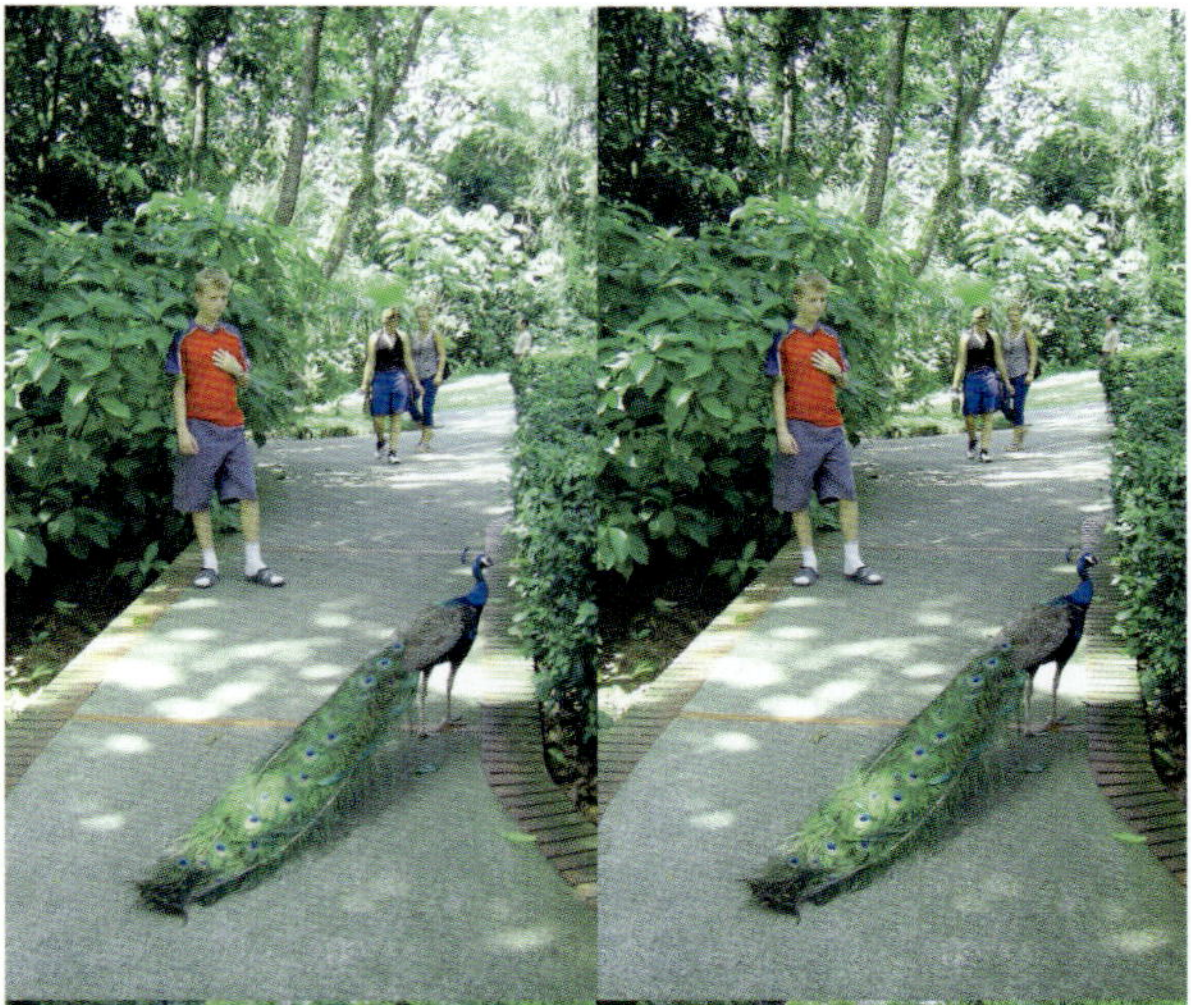

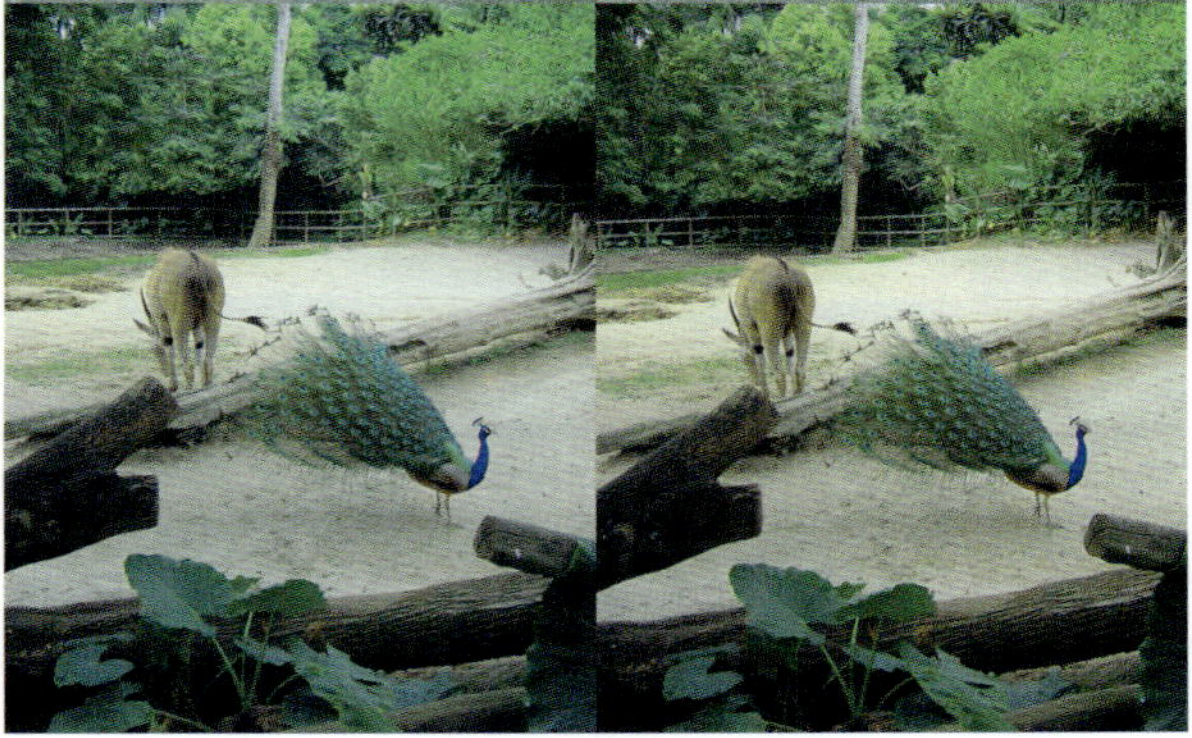

⑱グラントシマウマは足までシマがある

シマウマはウマ科に属する野生の馬で、3種7亜種がある。種によってシマが違う。シマは保護色である。ウマよりもロバに似て、体が小さく、耳が大きく、たてがみが立ち、尾はふさ状である。アフリカの草原に住む。写真はシンガポールで撮影したグラントシマウマで、シマが太くて美しく、ひづめのところまであるのが特徴。この種は東アフリカに生息する。寿命は20～30年。体長は2メートル、体高は120センチ、体重は250キロになる。何百頭も群れることがある。

［下はパラレル法、左はクロス法で眺めよう］

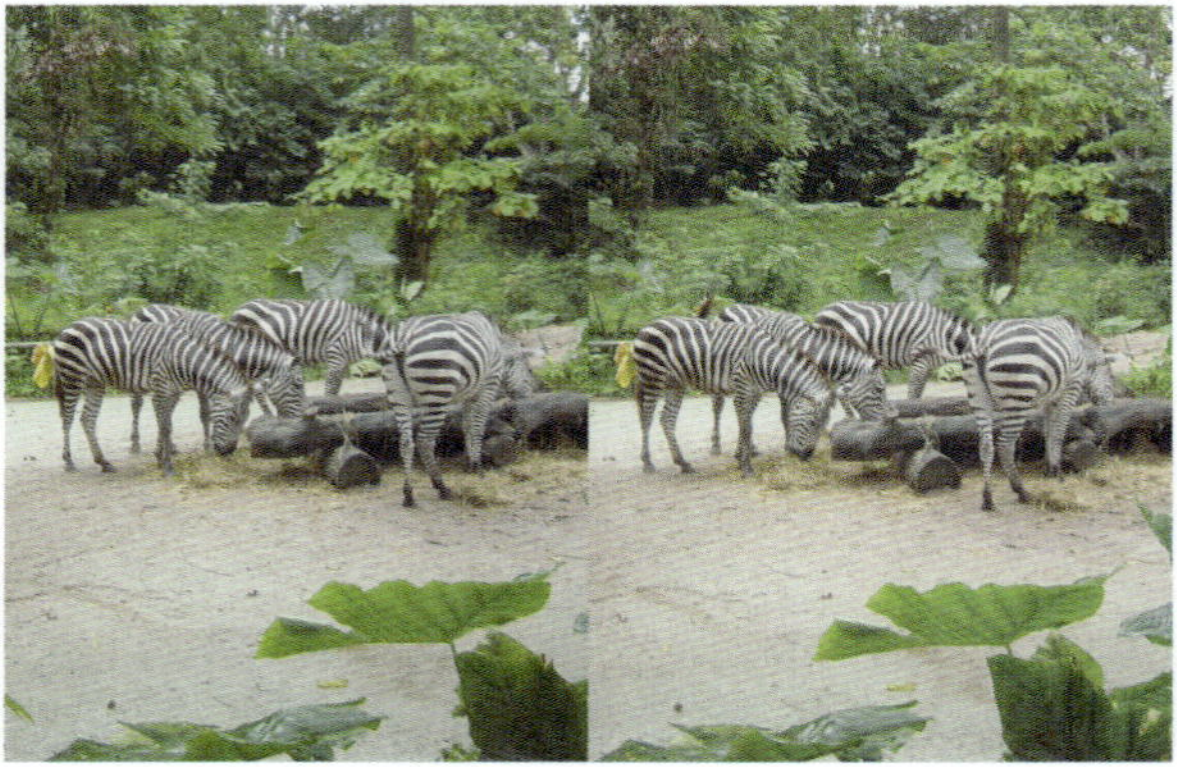

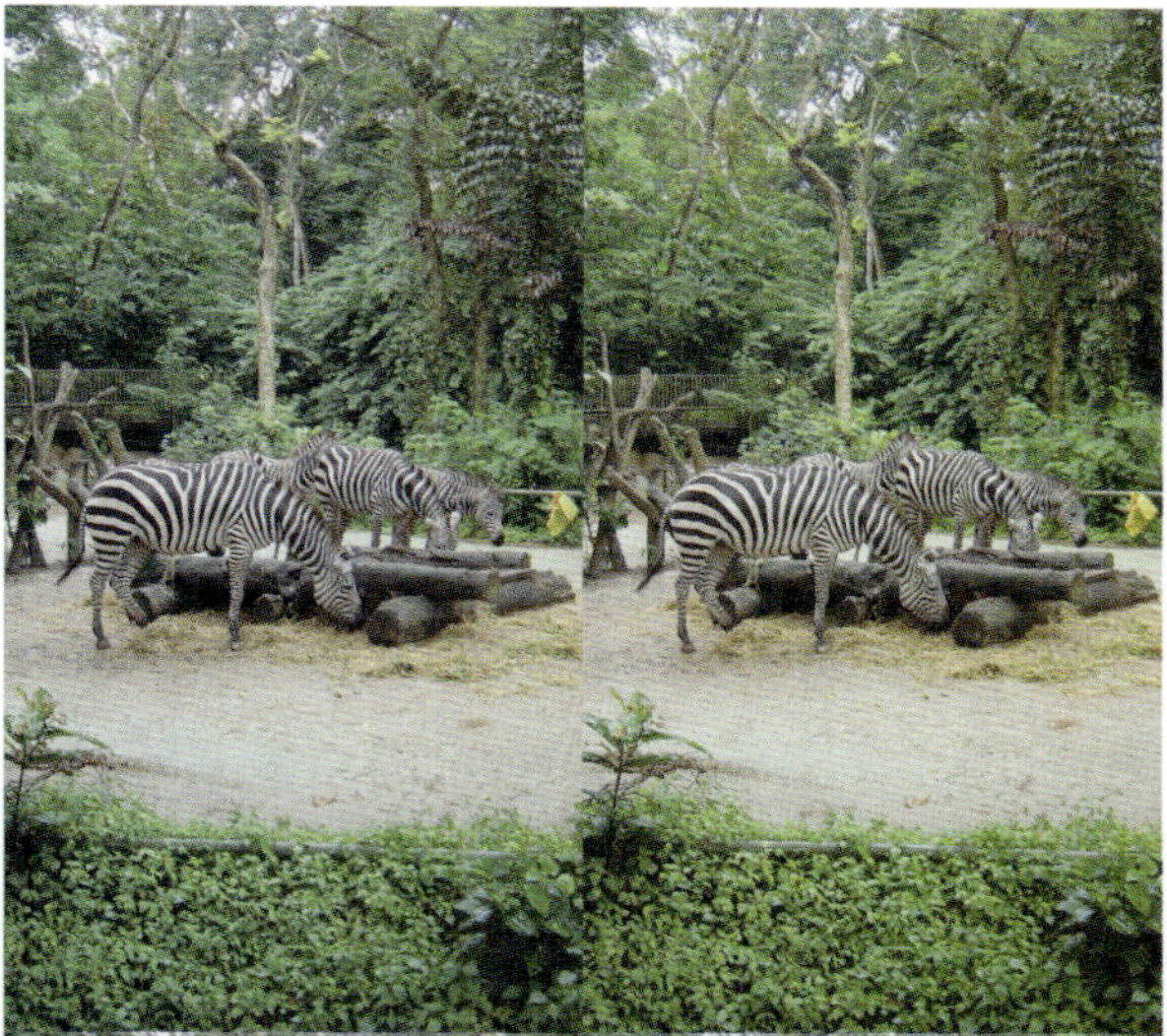

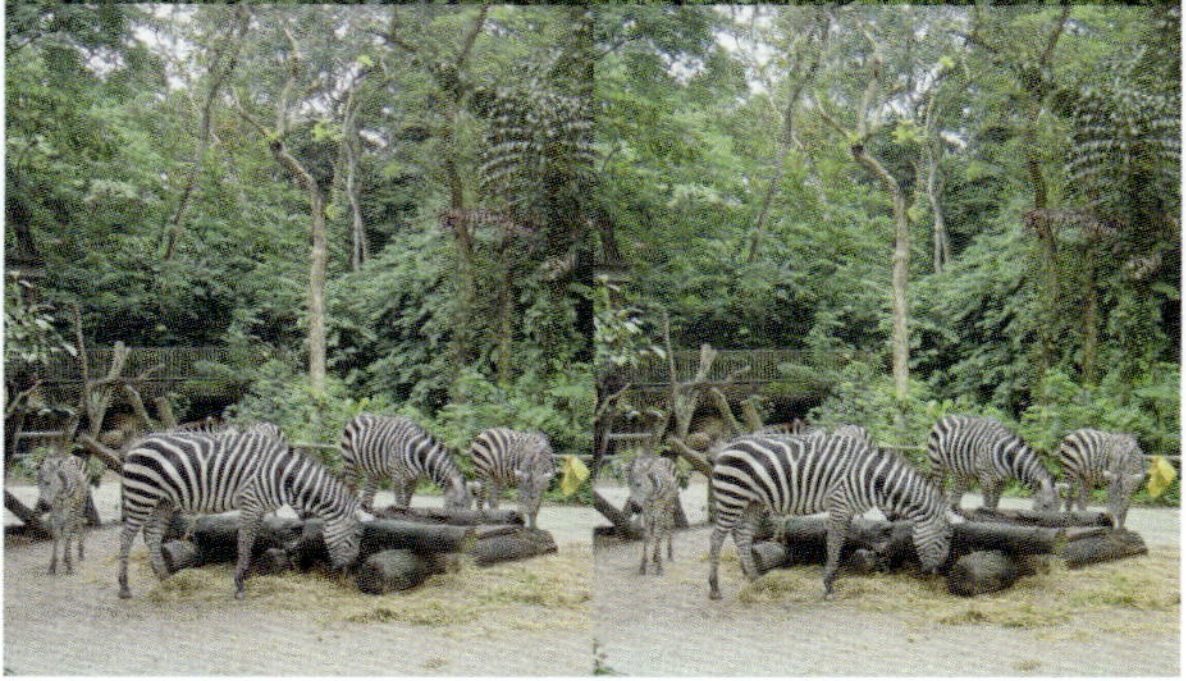

⑲コアラは水を飲まずに生きられる

　コアラは短い手足、ずんぐりした体、灰色の柔らかな毛、ゆっくりした動作、眠そうな表情などで人気抜群の有袋類コアラ科の動物。しぐさも雰囲気も可愛い。エサはユーカリの葉や花。その水分だけで生きていける不思議な動物だ。寿命は約20年。指は5本で、うち2本が他の3本と向かい合わせにできる。子供は6カ月間母親の育児のう（おなかの袋）の中で育ち、あとは大人になるまで背中にしがみついている。
　足で木をしっかりつかんで寝ていることが多い。写真はタスマニアで撮影。

［下はパラレル法、左はクロス法で眺めよう］

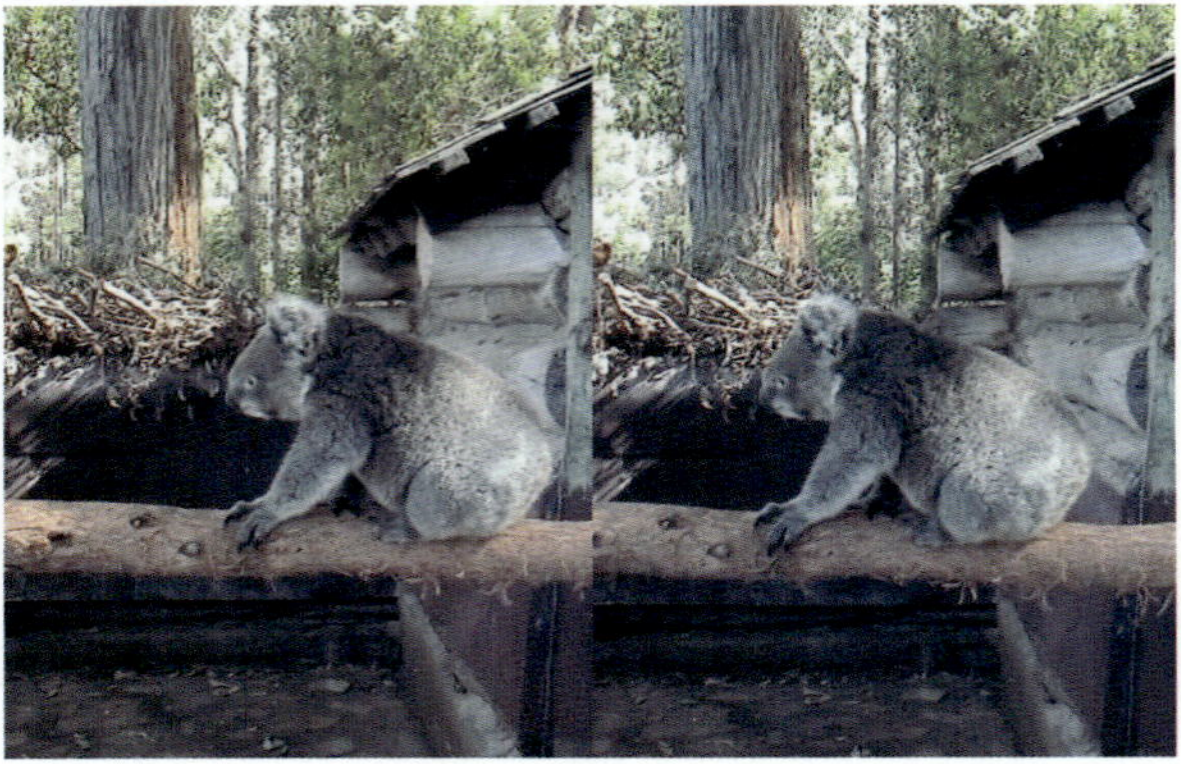

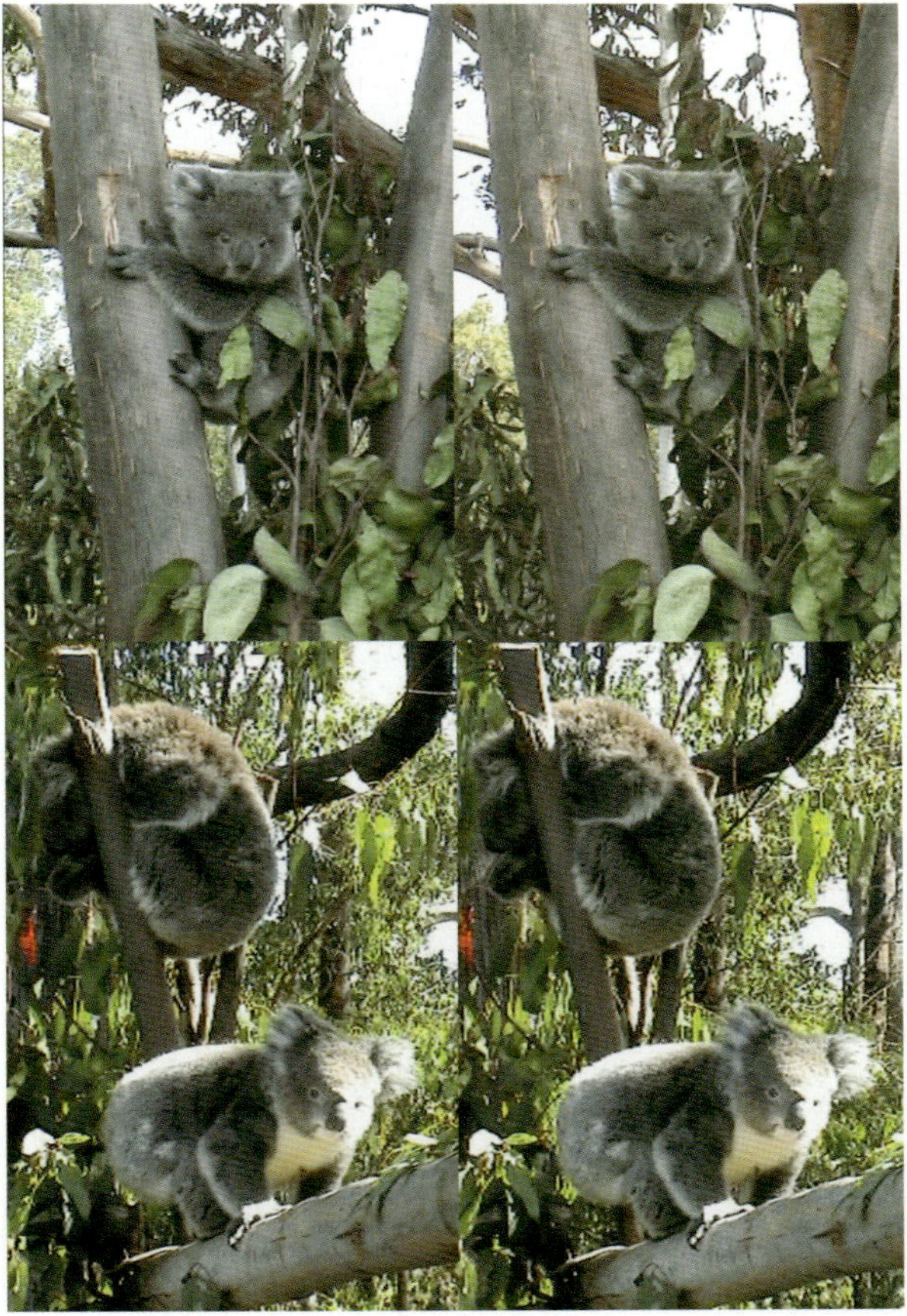

⑳コクチョウは黒い白鳥だが住みかが違う

ガンカモ科の鳥。コクチョウだけではわかりにくいが、英語ではブラックスワンと呼ぶので、「白鳥に似た黒い鳥＝黒鳥」と思うとイメージが描きやすい。ハクチョウは北半球に住むのに、コクチョウはオーストラリアやタスマニアに住む。クチバシが赤く、その先端に白い部分があるのが特徴。羽の一部は白くなっている。タスマニアでは各地で遭遇する機会があった。下は池のほとりで、左は北部のホテルの庭で撮影。

長い首を器用に用いてエサを食べたり、不思議な形に巻いて寝ている姿が印象的。

［下はパラレル法、左はクロス法で眺めよう］

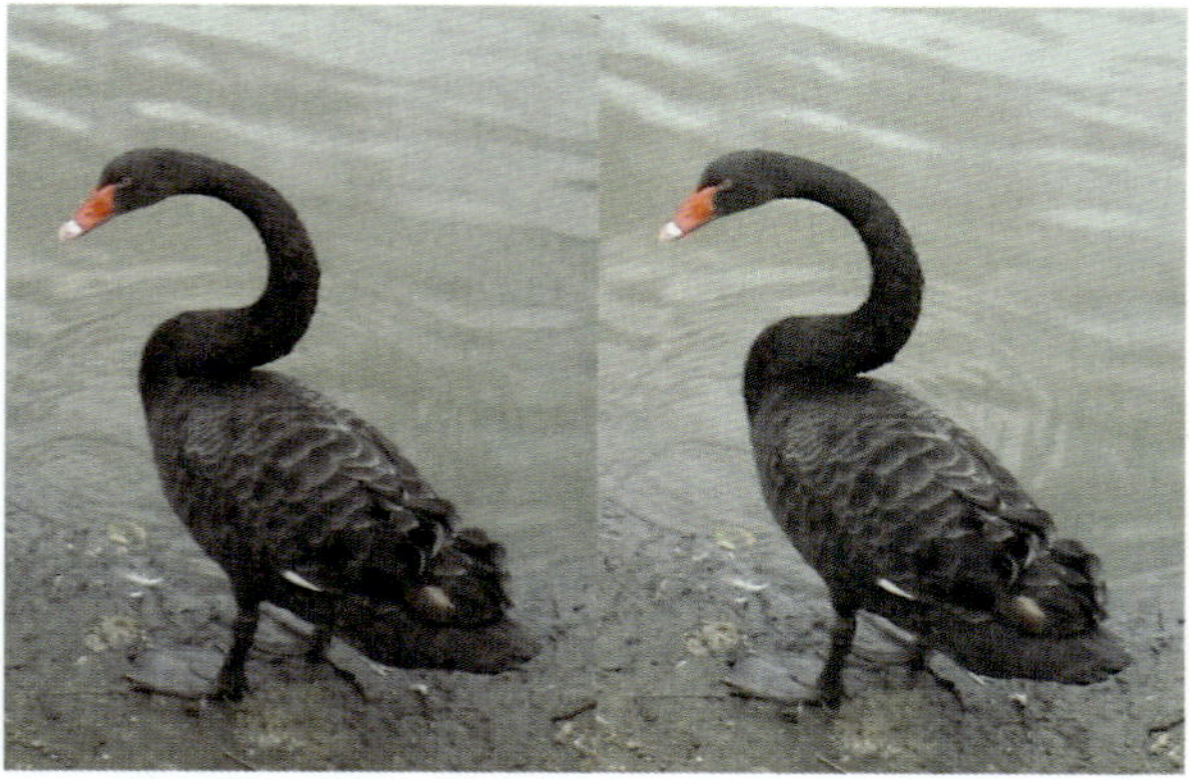

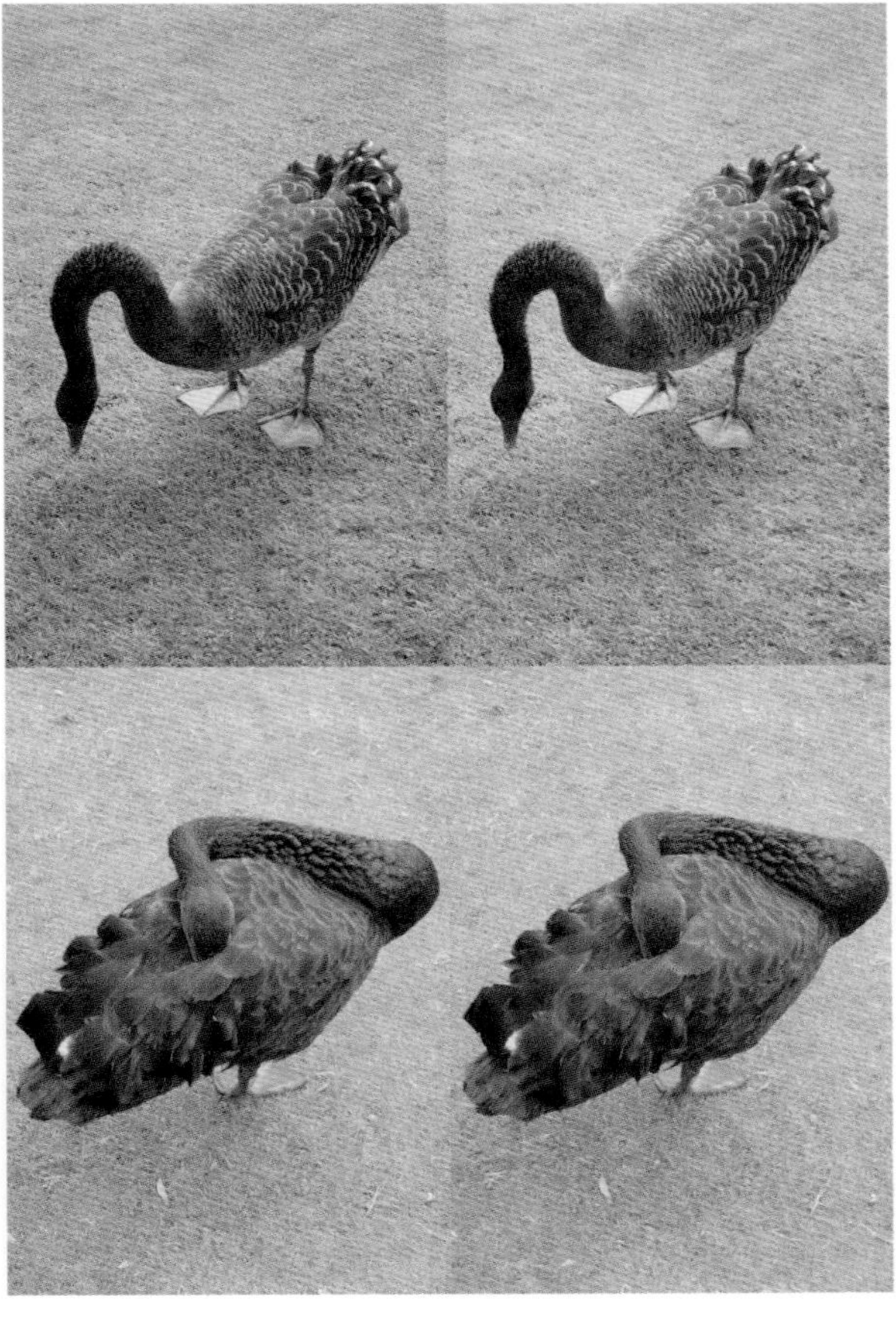

㉑コツメカワウソは可愛いいたずらっ子

イタチ科で最小の動物。インド、東南アジアの川や海沿いの陸地に住む。ザリガニやカニや魚を食べる。コツメとは手足の先に丸い小さな爪があるためについた名前。

陸地では飛び跳ねるように忙しく動き回り、水中では流線形になり尾で舵《かじ》をとりながら巧みに泳ぐ。目と鼻は頭の上方にあり、水の上に出して泳ぐこともできる。びっしりと生えた毛は水をはじき、濡れてもすぐに乾く。

集団で過ごす様子はとても仲が良さそうでほほえましい。シンガポールで撮影。

［下はパラレル法、左はクロス法で眺めよう］

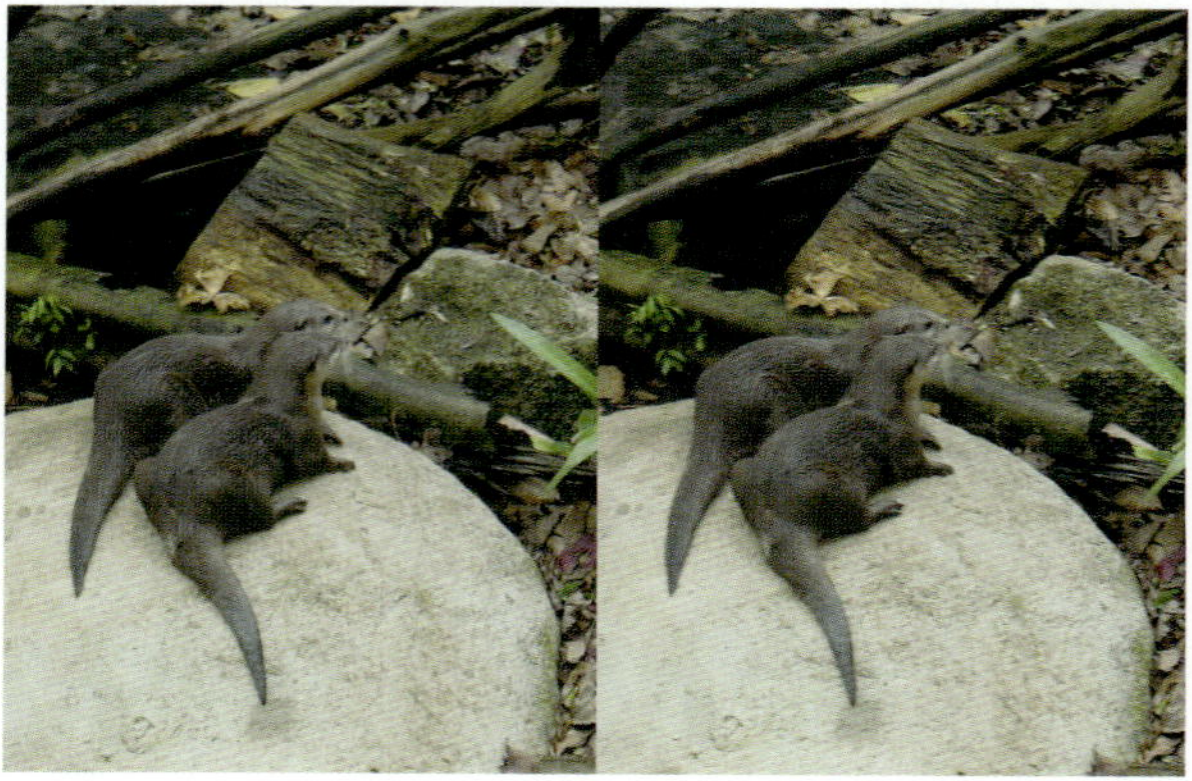

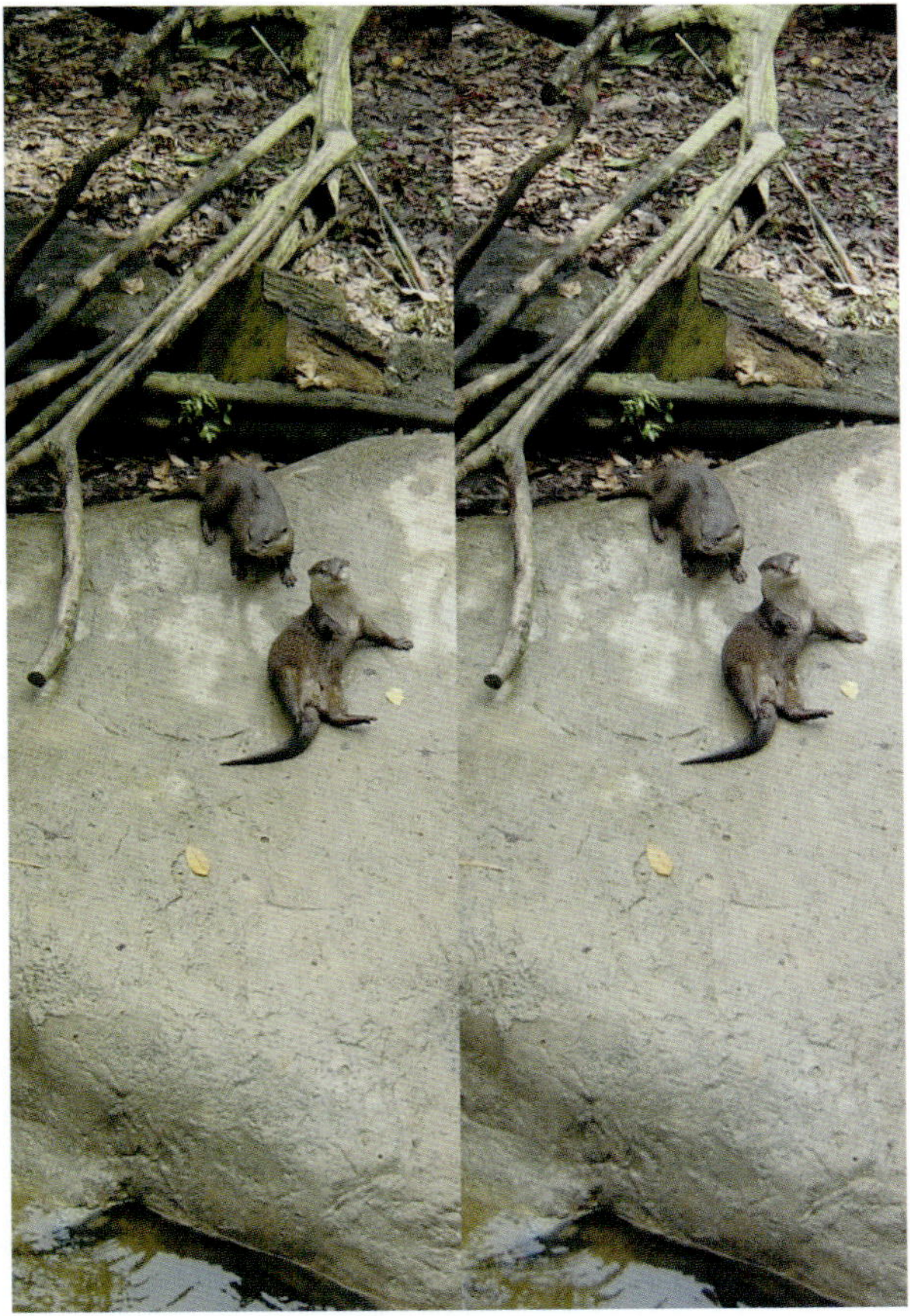

㉒コディアックベアは世界最大の褐色クマ

コディアックは米国アラスカ州の南西部にある、コディアック諸島中最大の島のこと。コディアックグマはその島に住む大型で褐色のクマである。褐色クマ（ブラウンベア）の中で最大といわれる。大きいものでは体長が3～4メートル、体重は750キロにもなる。最小のクマであるマレーグマの10倍もの体重だ。

エサは果実を主に食べるが、肉も食べ、夏場は魚も食べる。体重を増やしておき、冬場はときに5カ月間も冬眠をする。

写真はシドニー動物園で撮影した。

［下はパラレル法、左はクロス法で眺めよう］

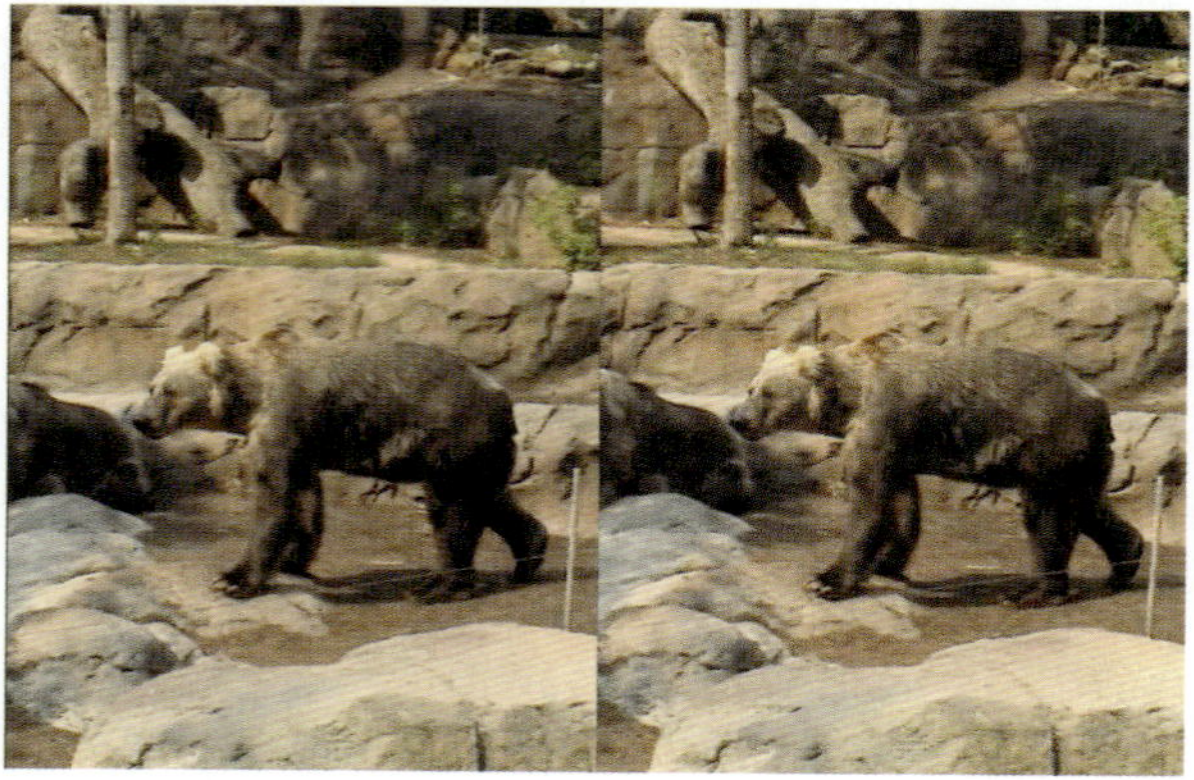

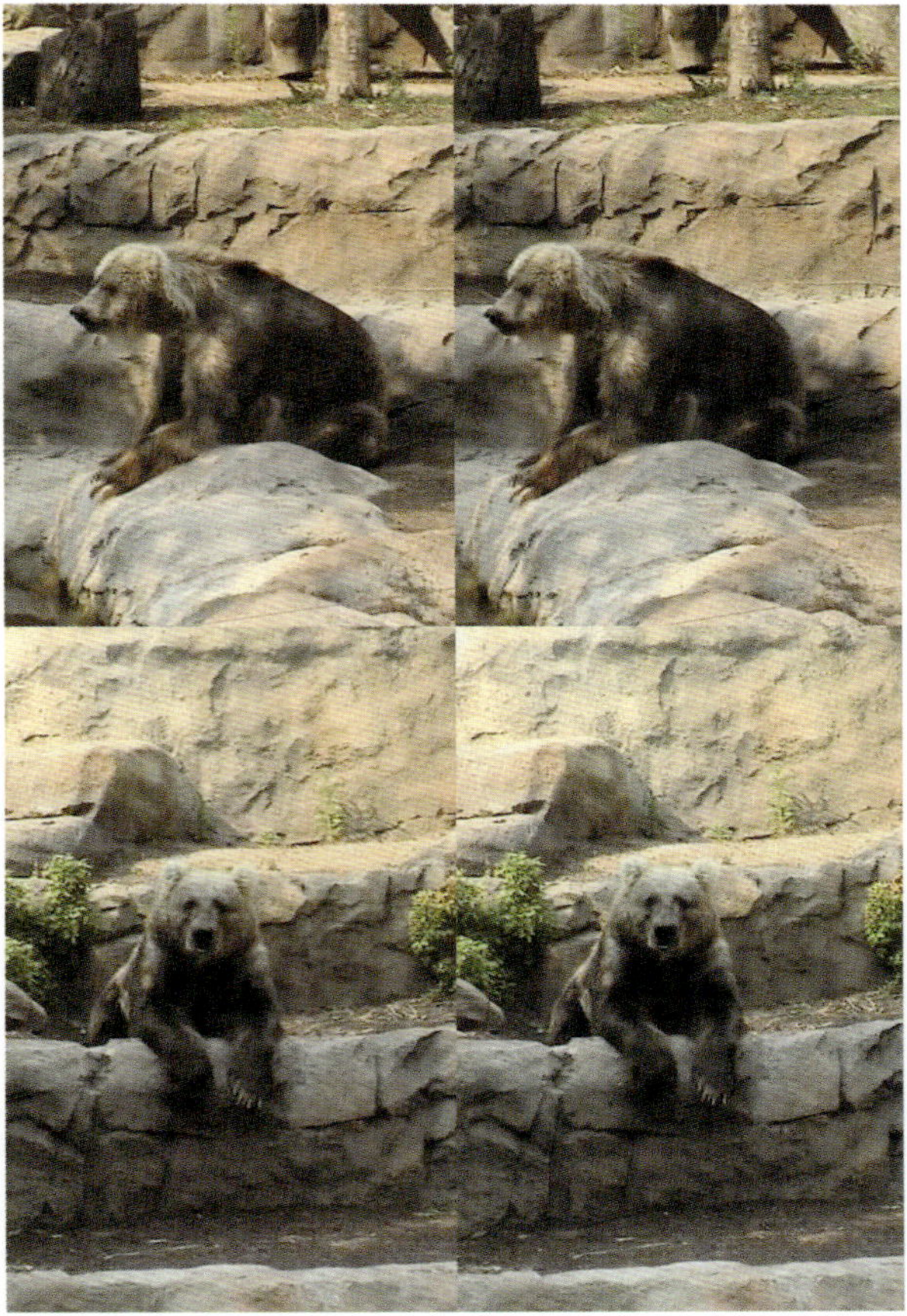

㉓コビトカバは子供たちの人気者

アフリカ西部にのみ分布する偶蹄目カバ科の草食動物。1844年にリベリアで発見された。体長1・5〜1・75メートル、肩の高さ75センチから1メートル、体重160〜270キロ程度。カバの10分の1以下だ。頭から背中は光沢ある緑黒色で、腹部は黄色を帯びた緑色。

カバに比べて陸にいる時間が長く、森林や湿地に住む。ペアか近親の3頭で行動し、群れをなすことはまれ。小型のためか、どこの動物園でも子供に人気がある。実は意外に攻撃的。メルボルンにて撮影。

［下はパラレル法、左はクロス法で眺めよう］

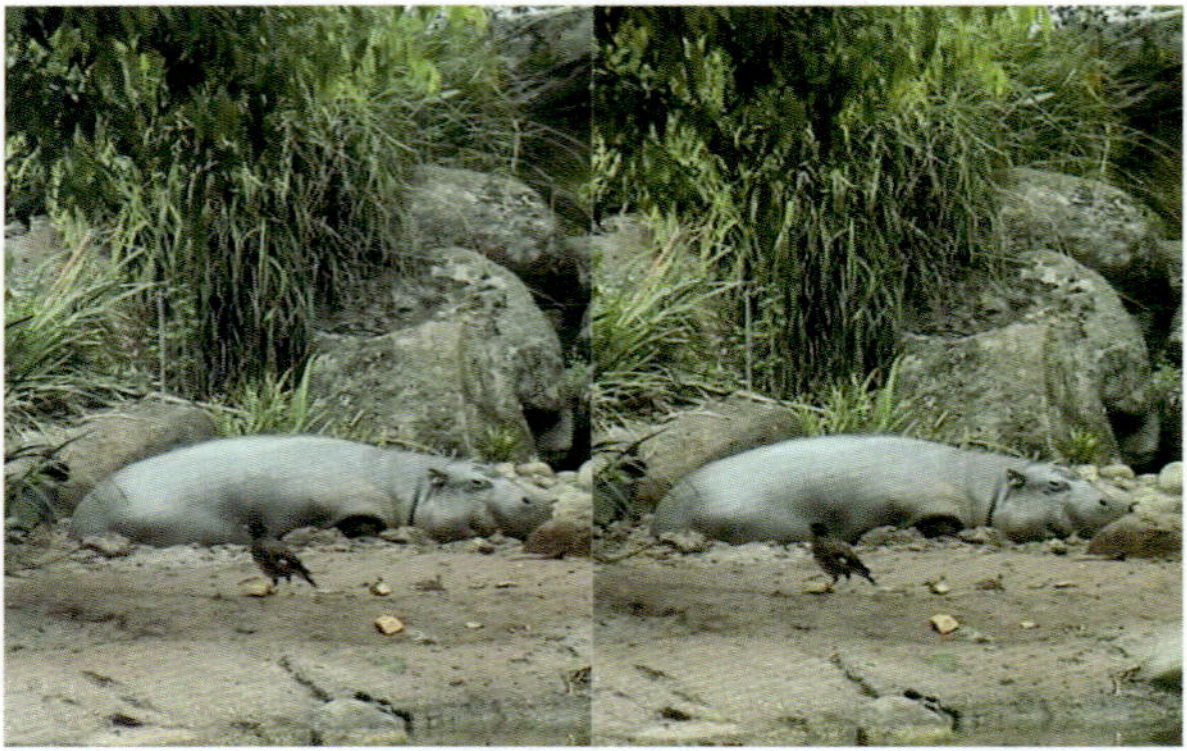

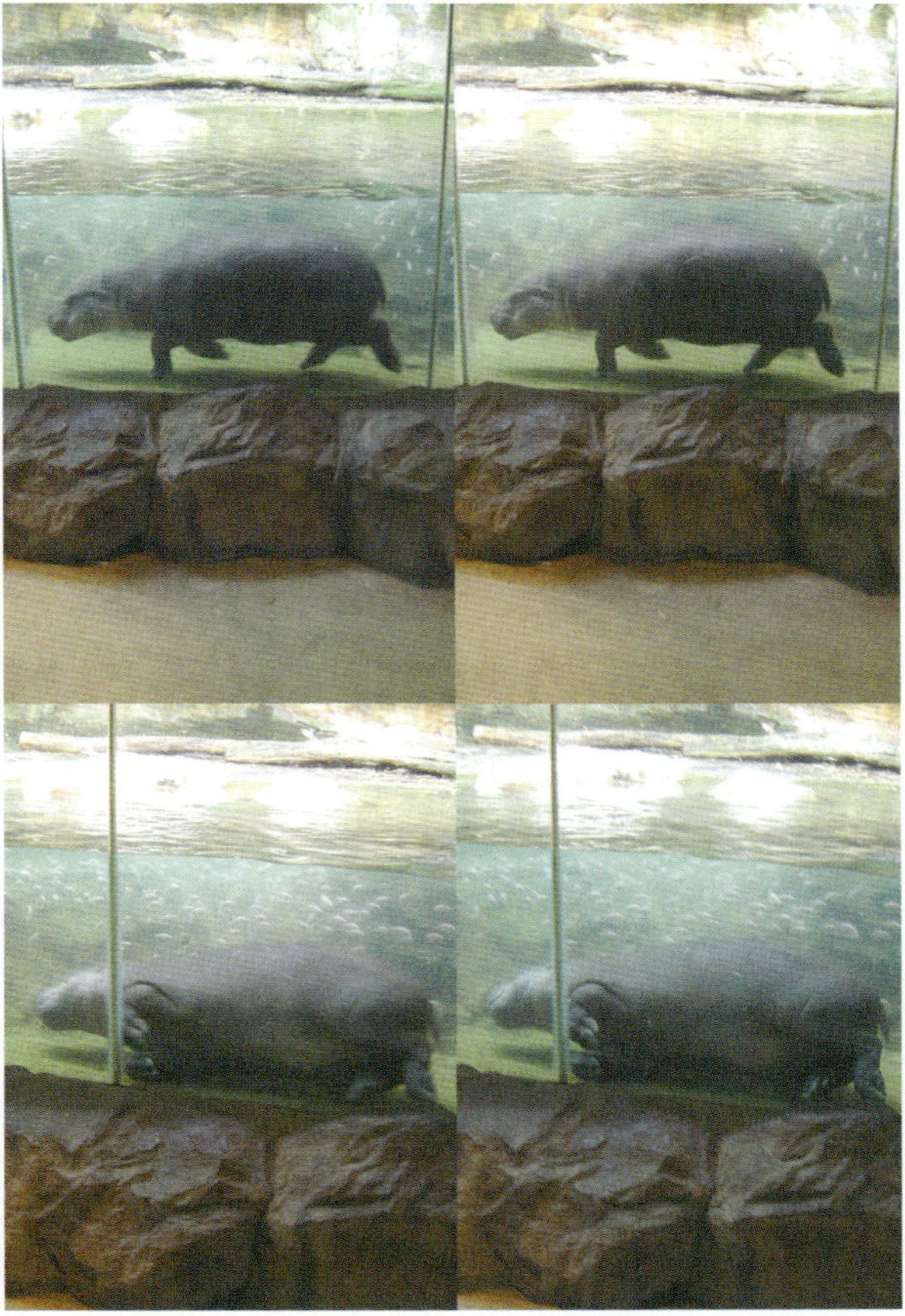

㉔ゴリラのボスは迫力あるシルバーバック

霊長目ショウジョウ科の大きくて力の強い類人猿。赤道アフリカの海岸に近い西部低地から中央高地の標高3千メートルまでの森林に生息する。3亜種があるが、絶滅の危機にある。オスは頭~胴の長さが1・6メートル、体重180キロになる。メスはその約半分の体重。皮膚は黒で毛も黒に近いが年をとるとオスの背中は灰色になりシルバーバックと呼ぶ。

脊柱の湾曲がないため直立姿勢が保てない。写真はニシローランドゴリラ。メルボルンで撮影した。ボスは迫力がある。

[下はパラレル法、左はクロス法で眺めよう]

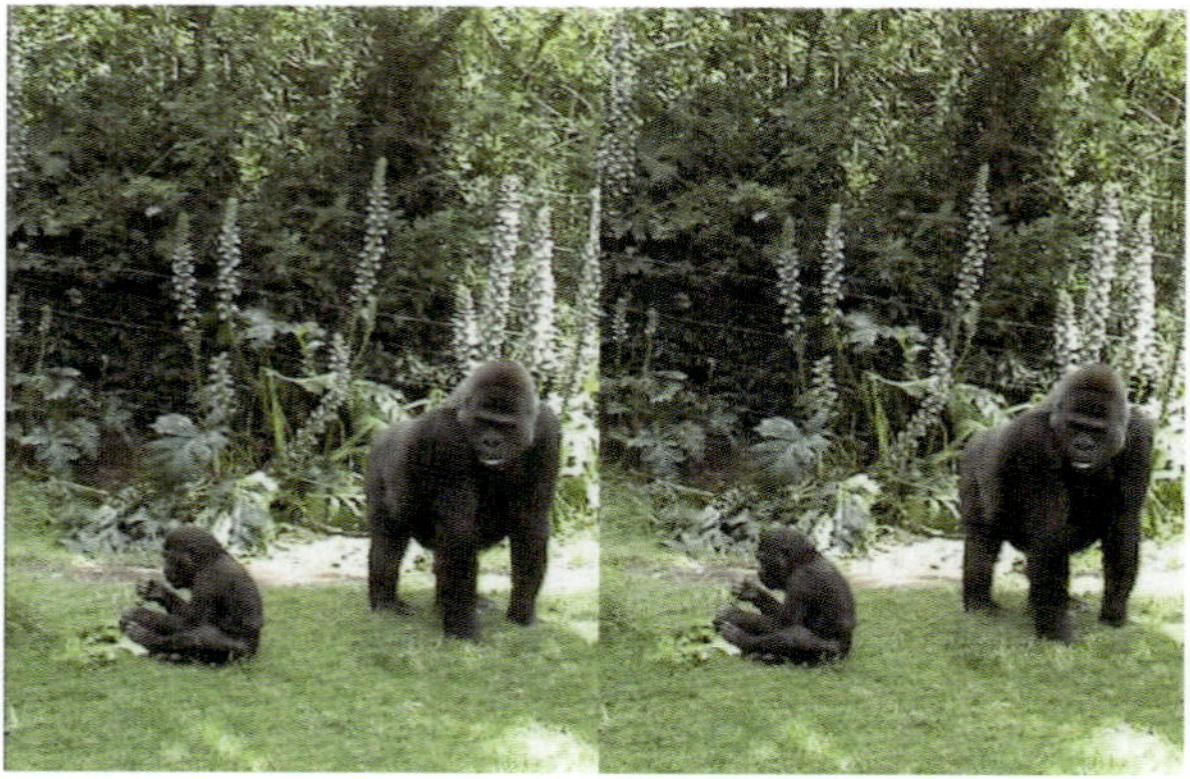

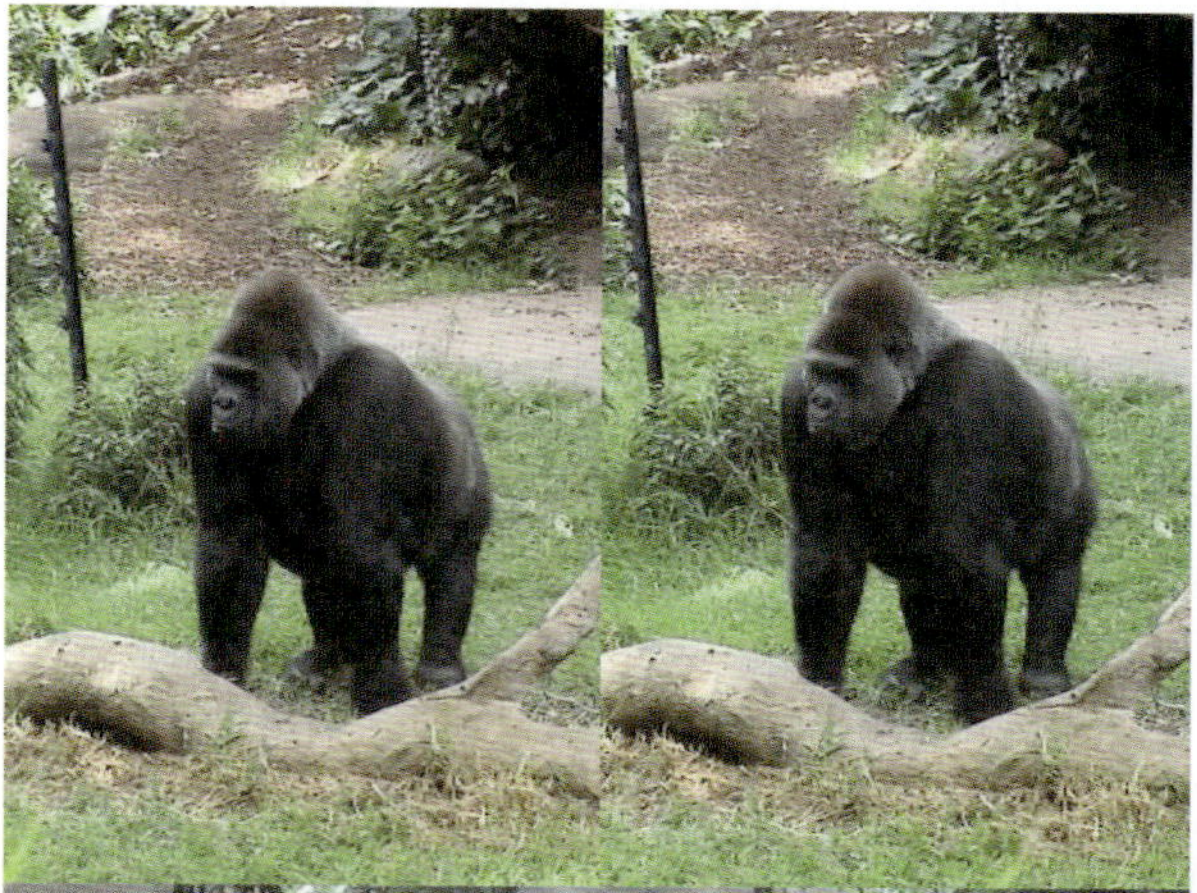

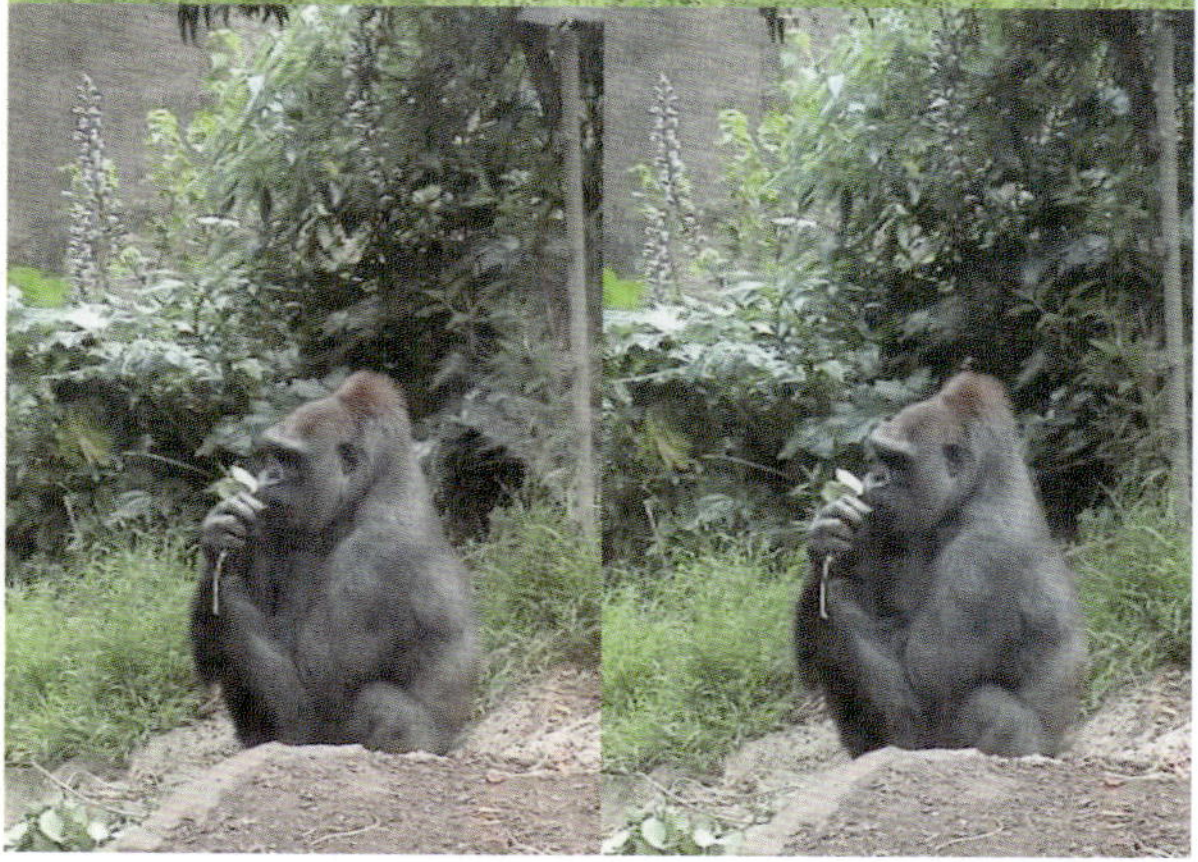

㉕シシオザルは絶滅危惧種

インドの熱帯雨林に住み一日の大半を樹冠部で過ごすオナガザル科の動物。房状の尾がライオンの尾に似ているのでシシオザルと呼ぶ。全身は黒色の毛でおおわれるが、顔のまわりは茶褐色の手がたてがみのように伸びているのも特徴。生息地の減少のため野生では約400匹しかいないと言われ、国際保護動物になっている。果物、花、昆虫などを食べる。2、3匹のオスと数匹のメスと子供たちで生活する。なわばり意識が強く、朝早くにテリトリーソングを歌うという。写真はメルボルンで撮影。

［下はパラレル法、左はクロス法で眺めよう］

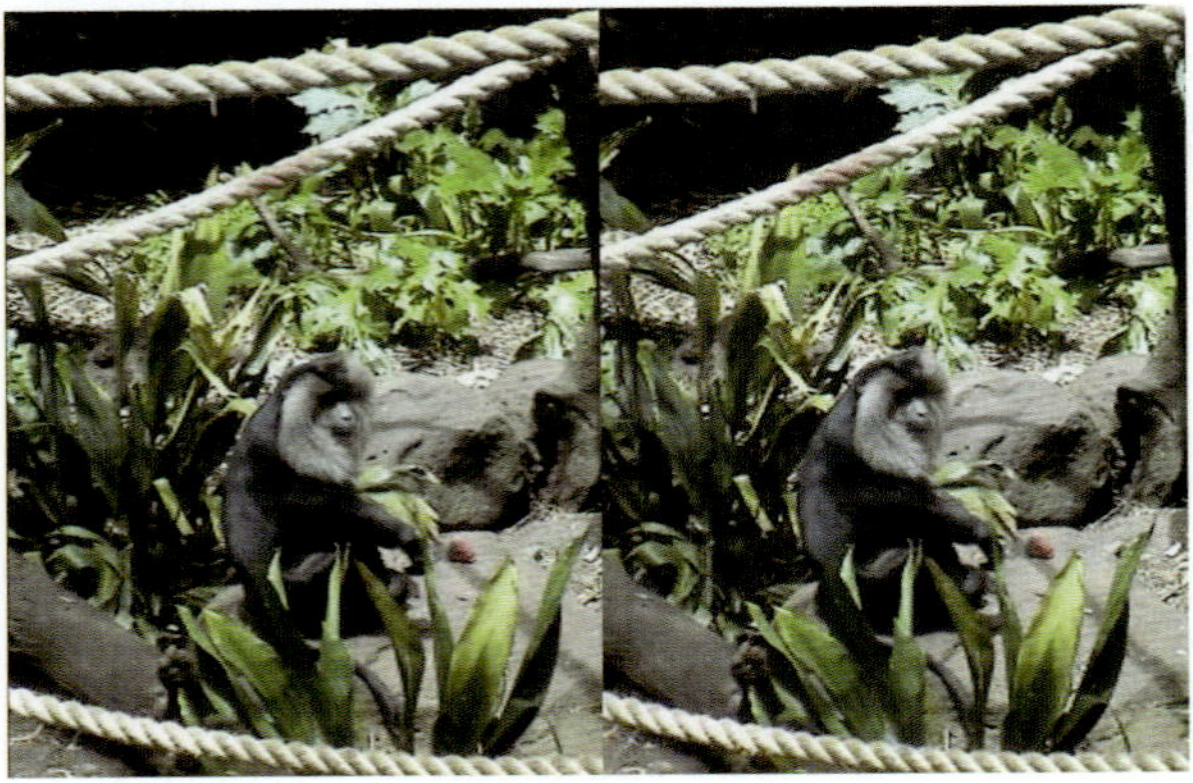

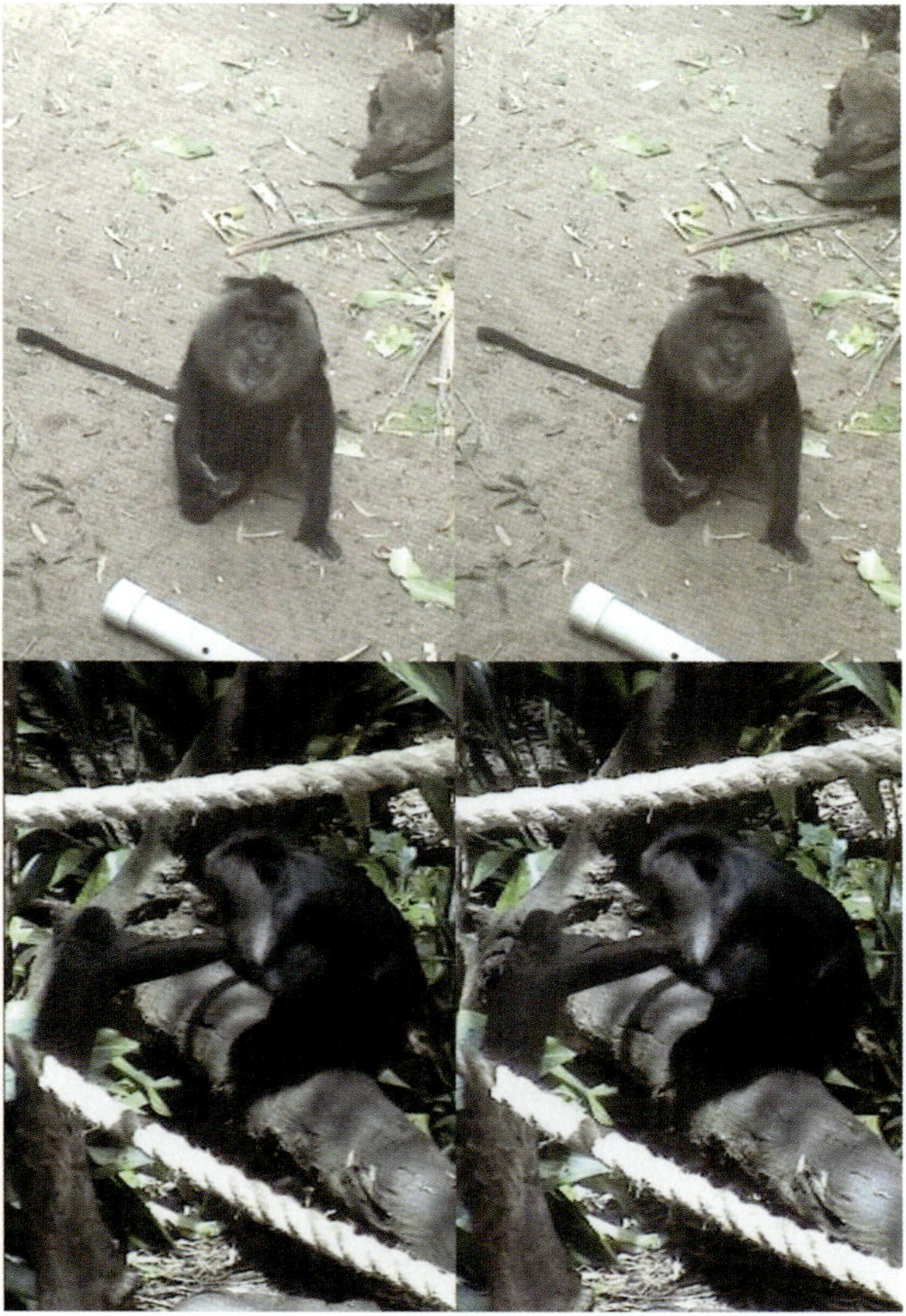

㉖シロサイは価値ある角で乱獲の犠牲に

シロサイは南アフリカの草原に住む奇蹄目サイ科の草食動物。寿命は30~40年。

雌雄のペアか家族で生活する。シロは体色の白さを意味するのではなく現地の人の言葉で「広い舌」を意味する。サイの角は取れても再生する不思議なもの。他の動物の角は外側だけにケラチン層があるが、サイの角は何千本ものケラチンのすじが束ねられたもの。角に薬効があるとされ、一キロで2万ドルもするために乱獲された。絶滅が心配される。写真はシンガポールで撮影。この2匹は表情が可愛く仲良しだった。

［下はパラレル法、左はクロス法で眺めよう］

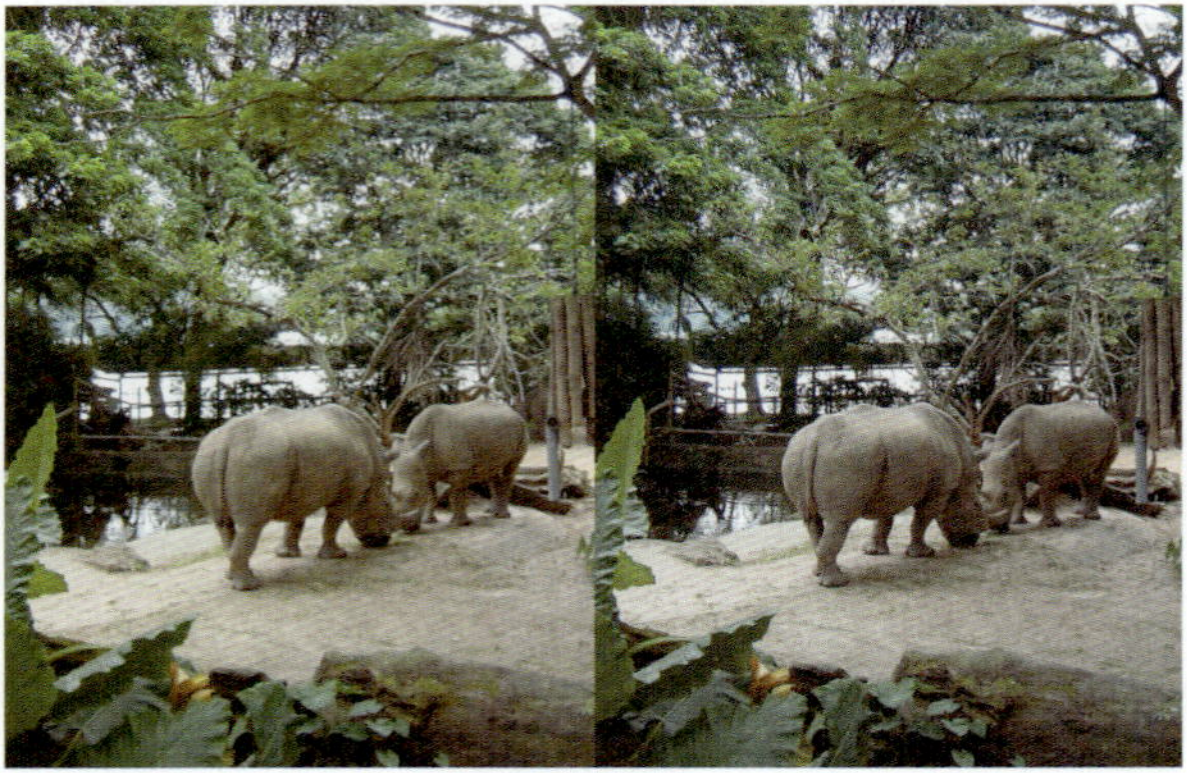

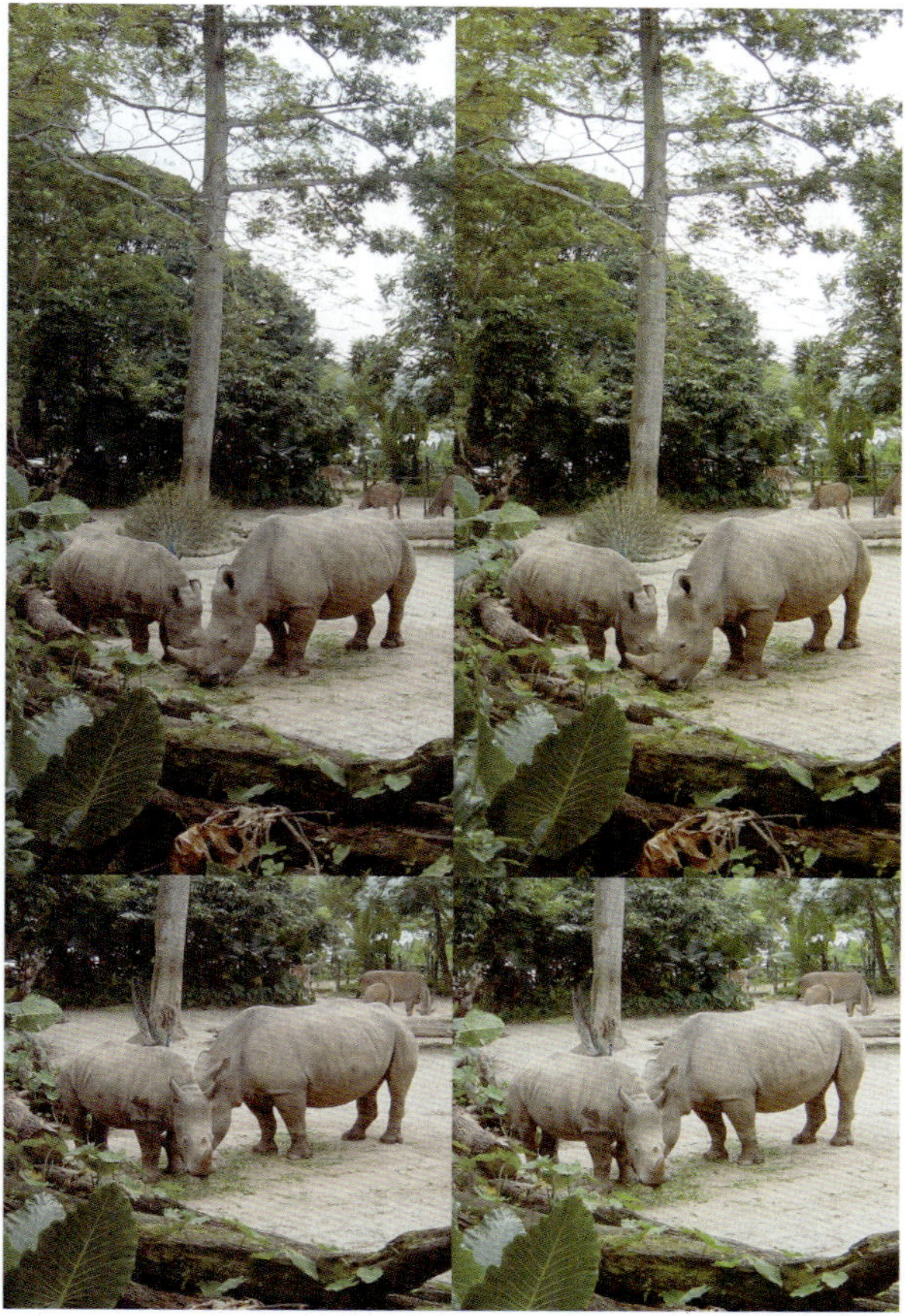

㉗スマトラトラは絶滅危惧動物

スマトラトラはトラの1亜種で、現存するトラではもっとも南のスマトラ島に分布している。小型で体色に茶色みが強く、頬の毛が長いのが特徴。熱帯雨林に単独で住み、メスは約2千、オスは約5千平方ヘクタールものなわばりを持つ。体長は2・7メートル、体重は150キロにもなる。

インドネシアでは絶滅危機から守るプロジェクトが開始され、野生での研究や保護活動が行われている。生息数は400～500頭と推定される。写真はシドニーにて撮影。竹林に溶け込む様子は見事!!

［下はパラレル法、左はクロス法で眺めよう］

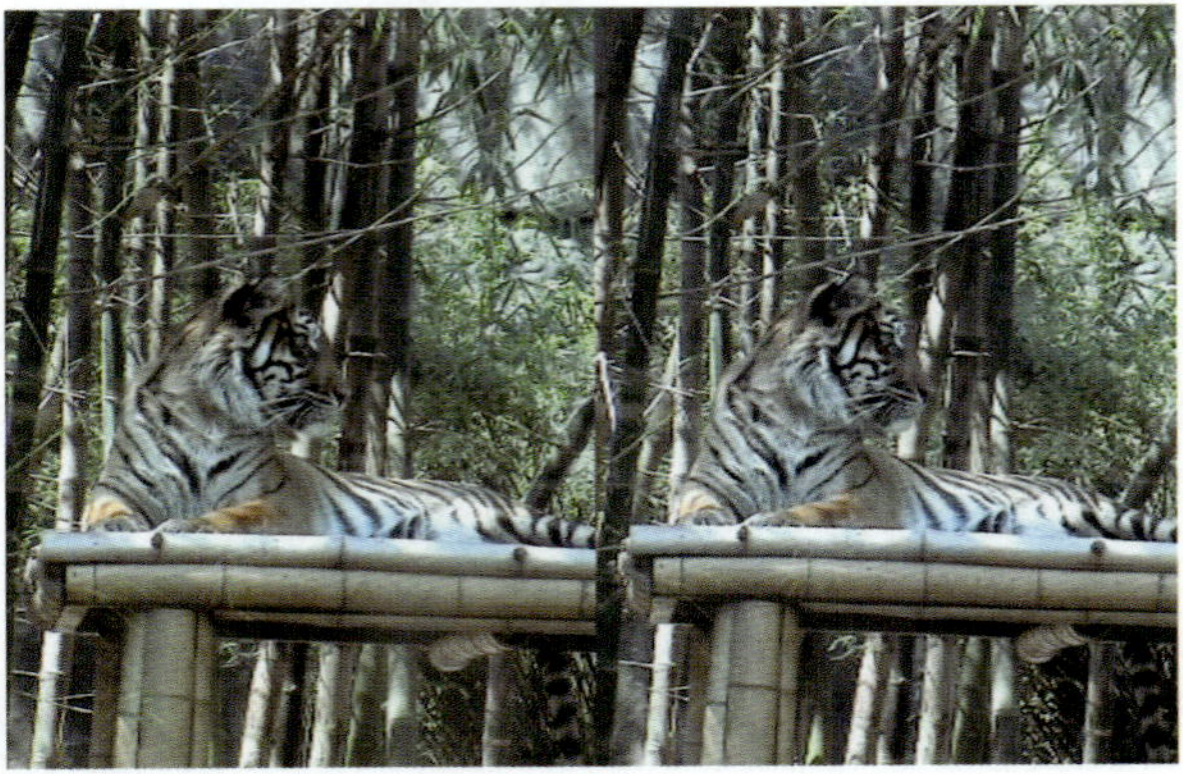

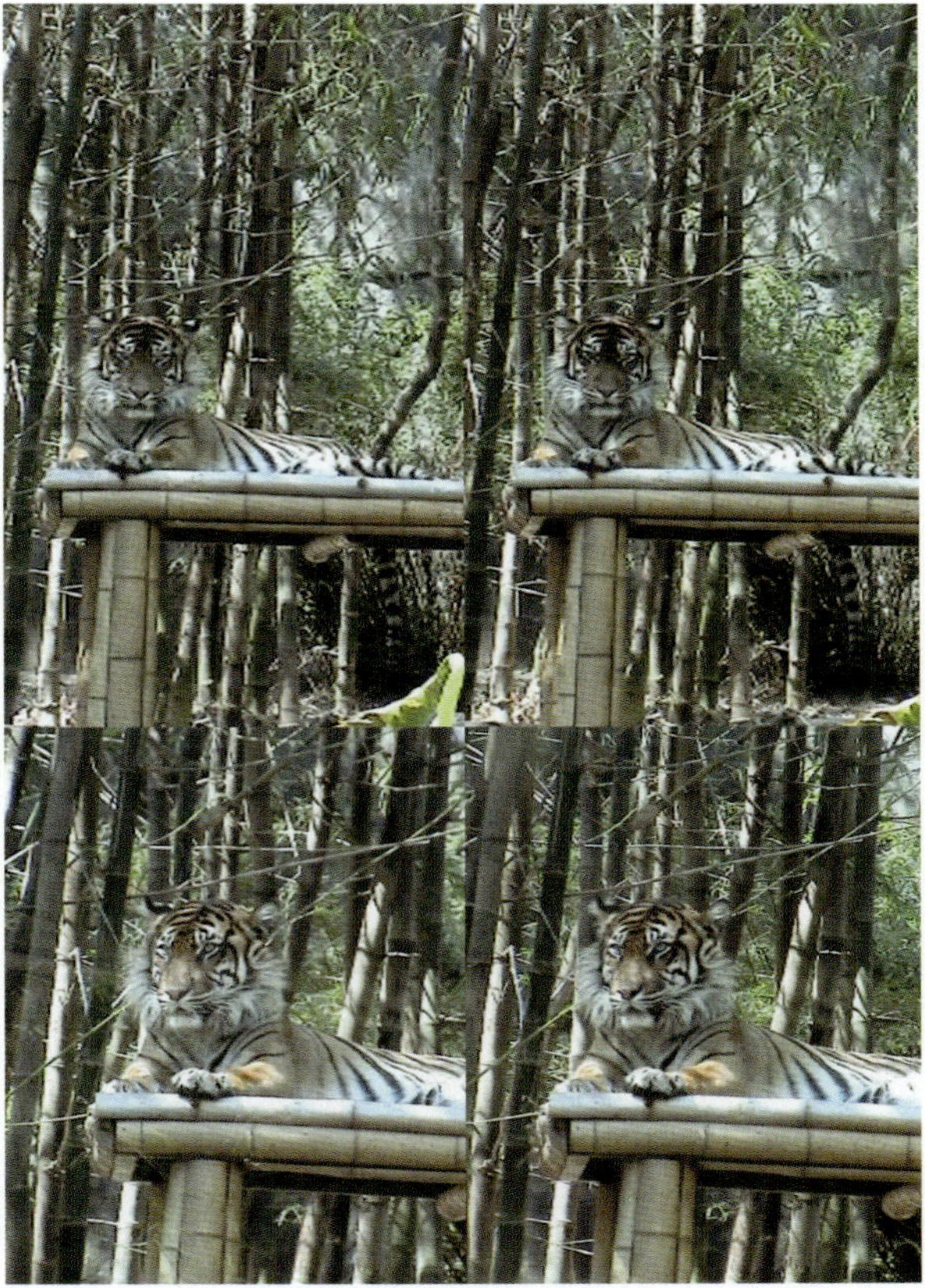

㉘タスマニアデビルは凶暴だが可愛い動物

有袋目フクロネコ科の動物で肉食。オーストラリアに広く住んでいたが、乾燥が進み森林が減り、人や外来動物によって滅び、現在はタスマニアだけに生息する。頭と胴の長さは50～80センチ、尾は20～30センチ、体重は4～12キロ程度。毛色は黒か褐色で、のどに白い模様がある。

夜、げっ歯類やトカゲ、ワラビーなどの小動物を獲物にするが、主に腐肉を食べる。

口を開けると真っ赤なのでデビルの名前がある。走る様子が意外に可愛いので人気がある。タスマニアにて撮影。

［下はパラレル法、左はクロス法で眺めよう］

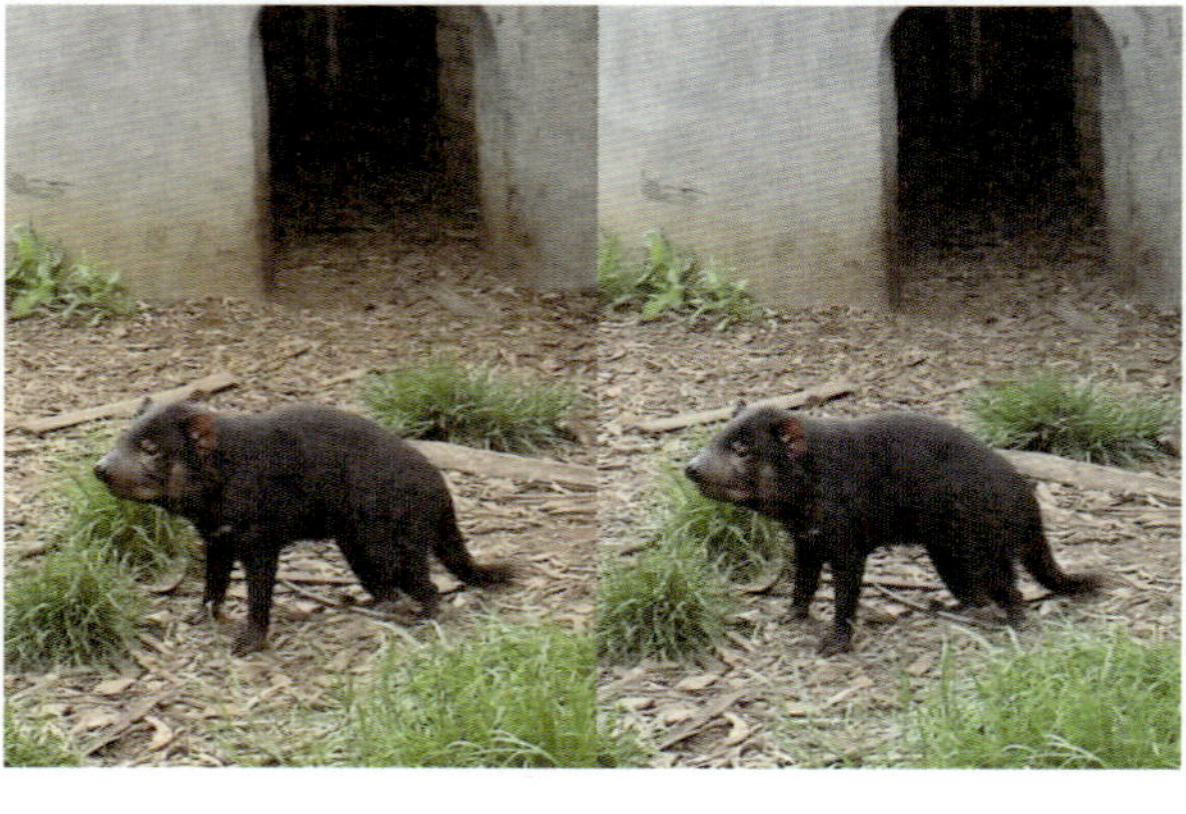

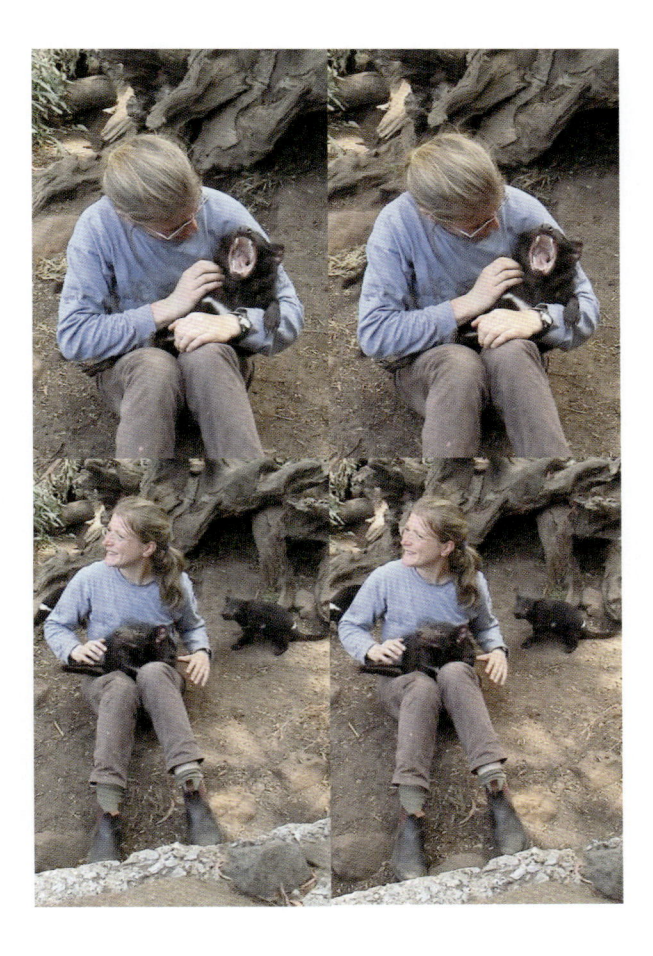

㉙チンパンジーは地位の向上を目指す

チンパンジーはもっとも人間に近い類人猿である。人間とチンパンジーの違いはチンパンジーとニホンザルとの違いよりはるかに小さい。人間の先祖とチンパンジーの先祖は約５００万年～１千年前に分かれた。

社会性が強く、自分の社会的地位を向上させようとする。そのために協力や葛藤が生ずる。塚の中のアリやシロアリを草の茎や棒で釣って食べる際には、道具を上手に用いる。多彩な植物、昆虫、卵やほ乳類を食べることが知られている。

写真はシンガポール（下）で撮影した。

［下はパラレル法、左はクロス法で眺めよう］

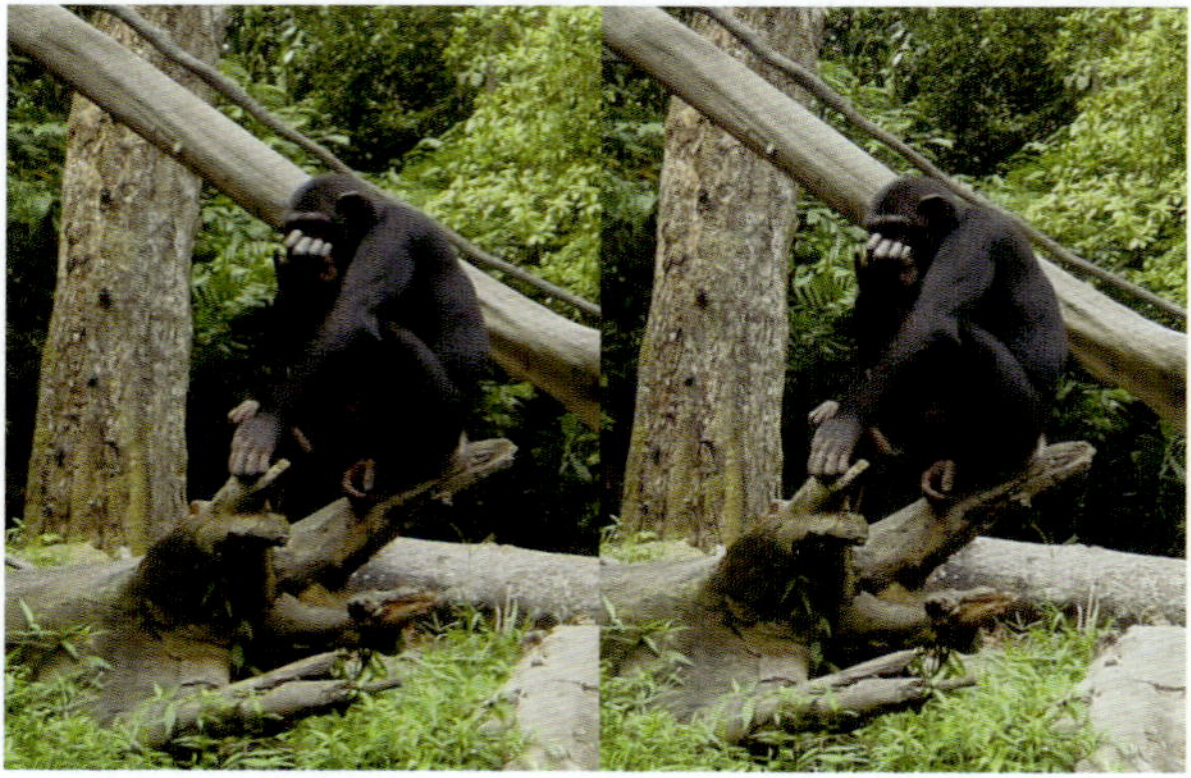

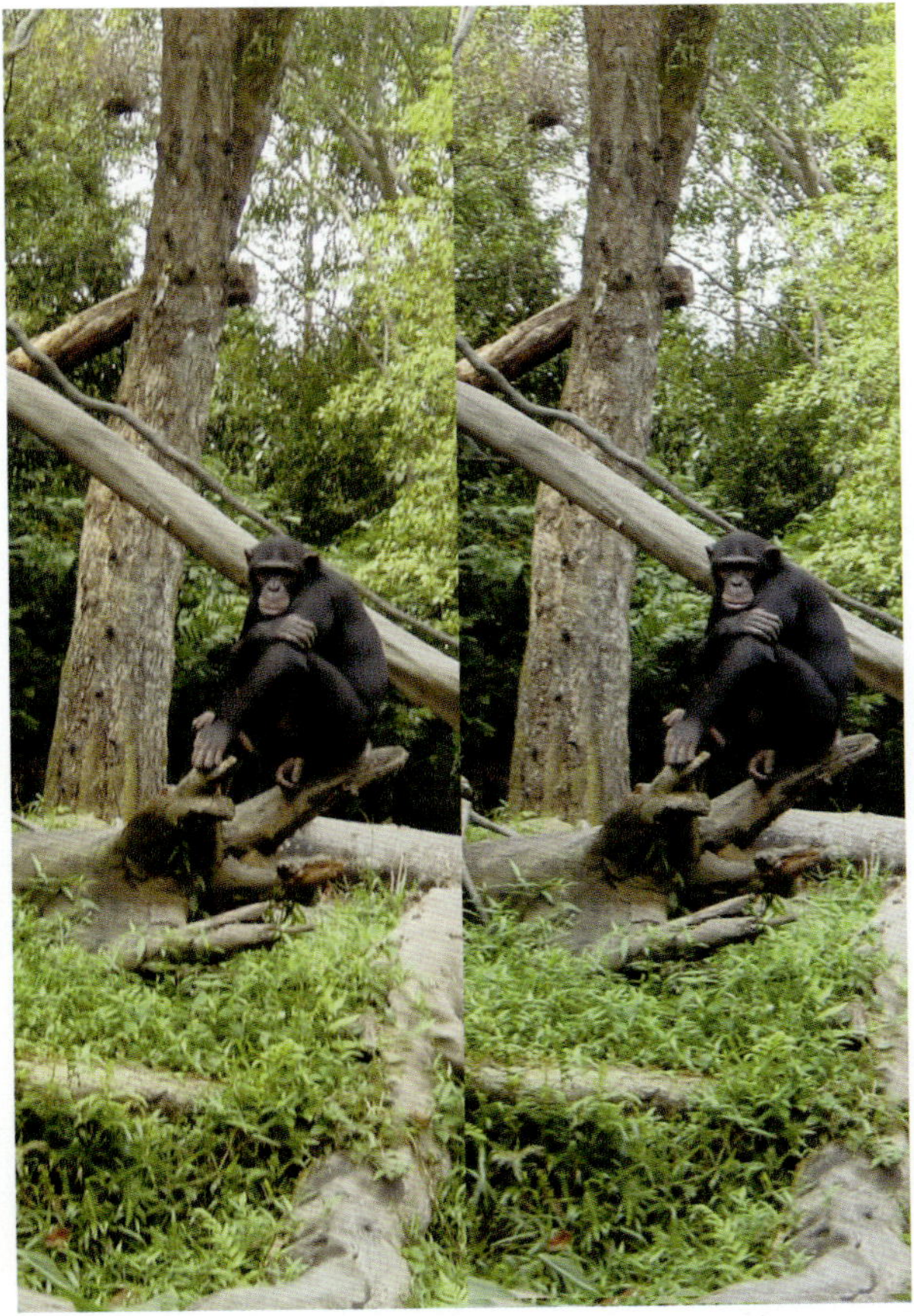

㉚ディンゴはオオカミが祖先の野生の犬

ディンゴはアジアの漁師によって3～4千年前にオーストラリアにもたらされ、天敵のいない新天地で繁殖したインドオオカミ由来の野生の犬である。タスマニアタイガーやタスマニアデビルなどが本土で絶滅したのも、ディンゴと食物を競った結果だという。欧州の入植者が持ち込んだ犬と混血して純血種は大変稀になった。

オーストラリア南東部には欧州から来たウシやヒツジをディンゴから守るため5300キロメートルもの長さのディンゴフェンスが設置されている。シドニーで撮影。

［下はパラレル法、左はクロス法で眺めよう］

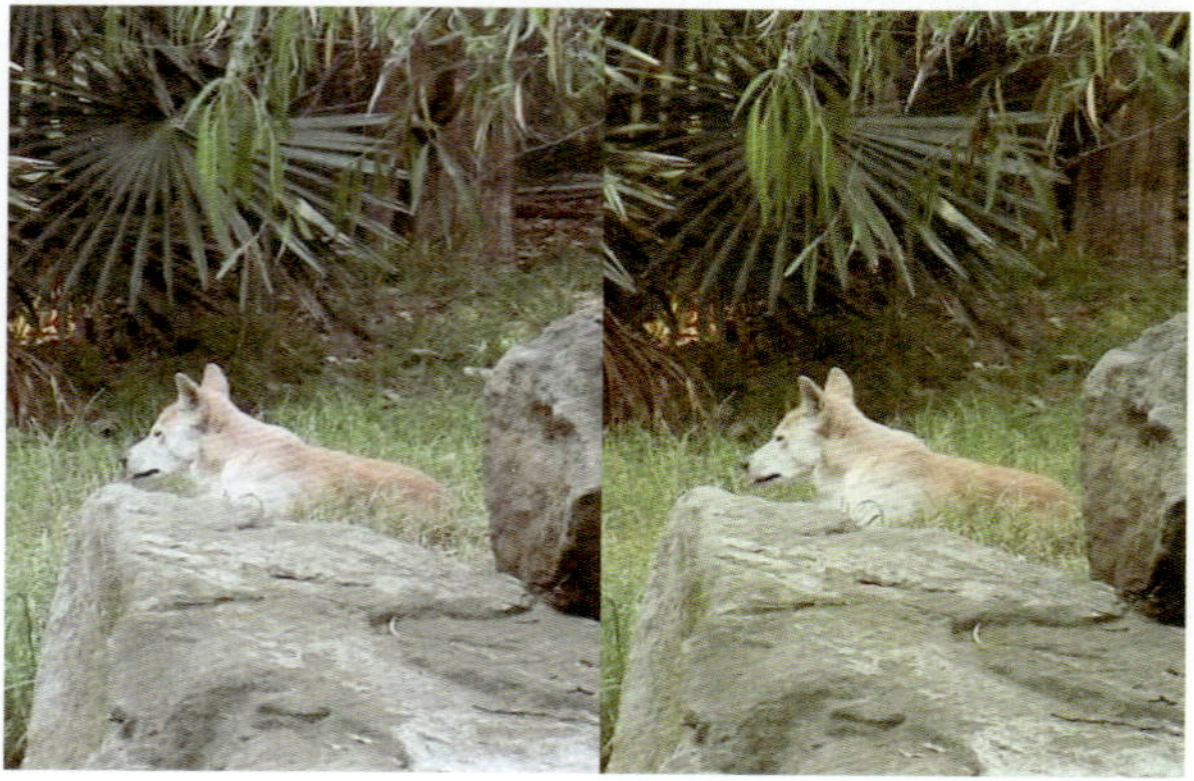

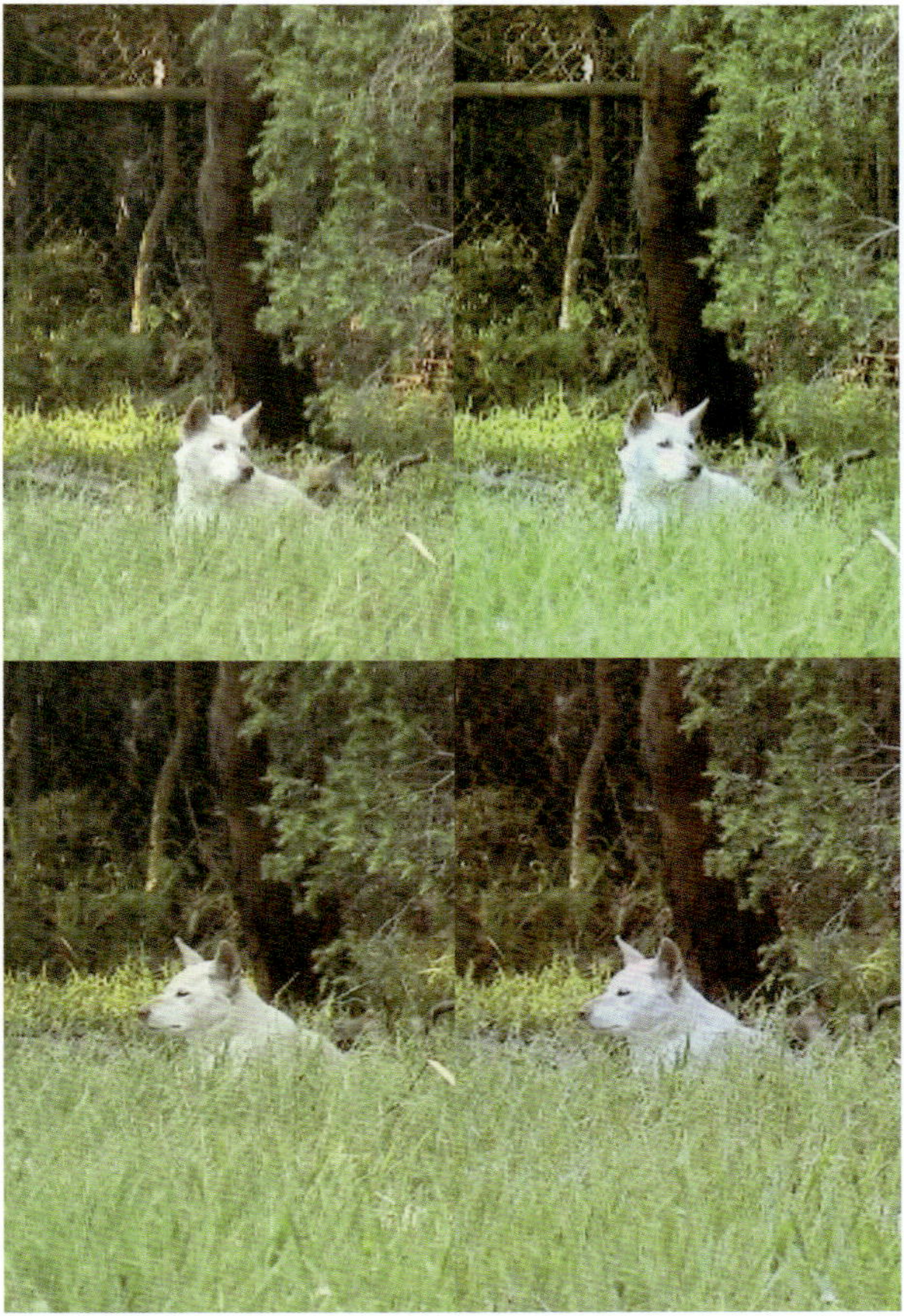

㉛ヌマワニは幅が広く短い口先の淡水ワニ

ヌマワニはインドワニとも呼ばれ、クロコダイルの仲間である。パキスタンやインドの沼に住む。ヌマワニとセイロンヌマワニの2亜種がある。口先が短く幅広いのが特徴である。淡水ワニの仲間であるが、汽水（海水が混ざるところ）にも住む。

全長は約5メートルにもなる。前肢は指の基部に水かきがあり、後肢の指では完全な水かきがある。うろこ（鱗板）は楕円形。後頭部の鱗板は4〜6枚が横一列に並ぶ。頸部の鱗板は4枚あり、大型で四角形をなす。写真はシンガポールで撮影。

［下はパラレル法、左はクロス法で眺めよう］

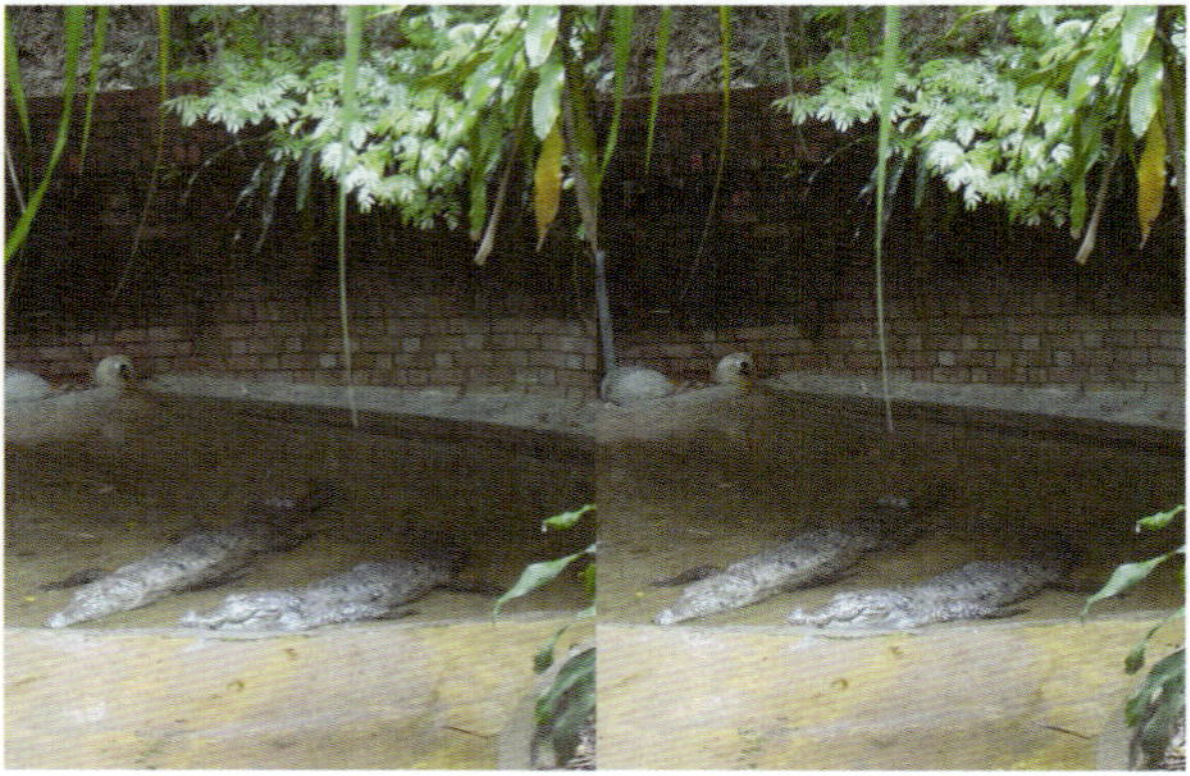

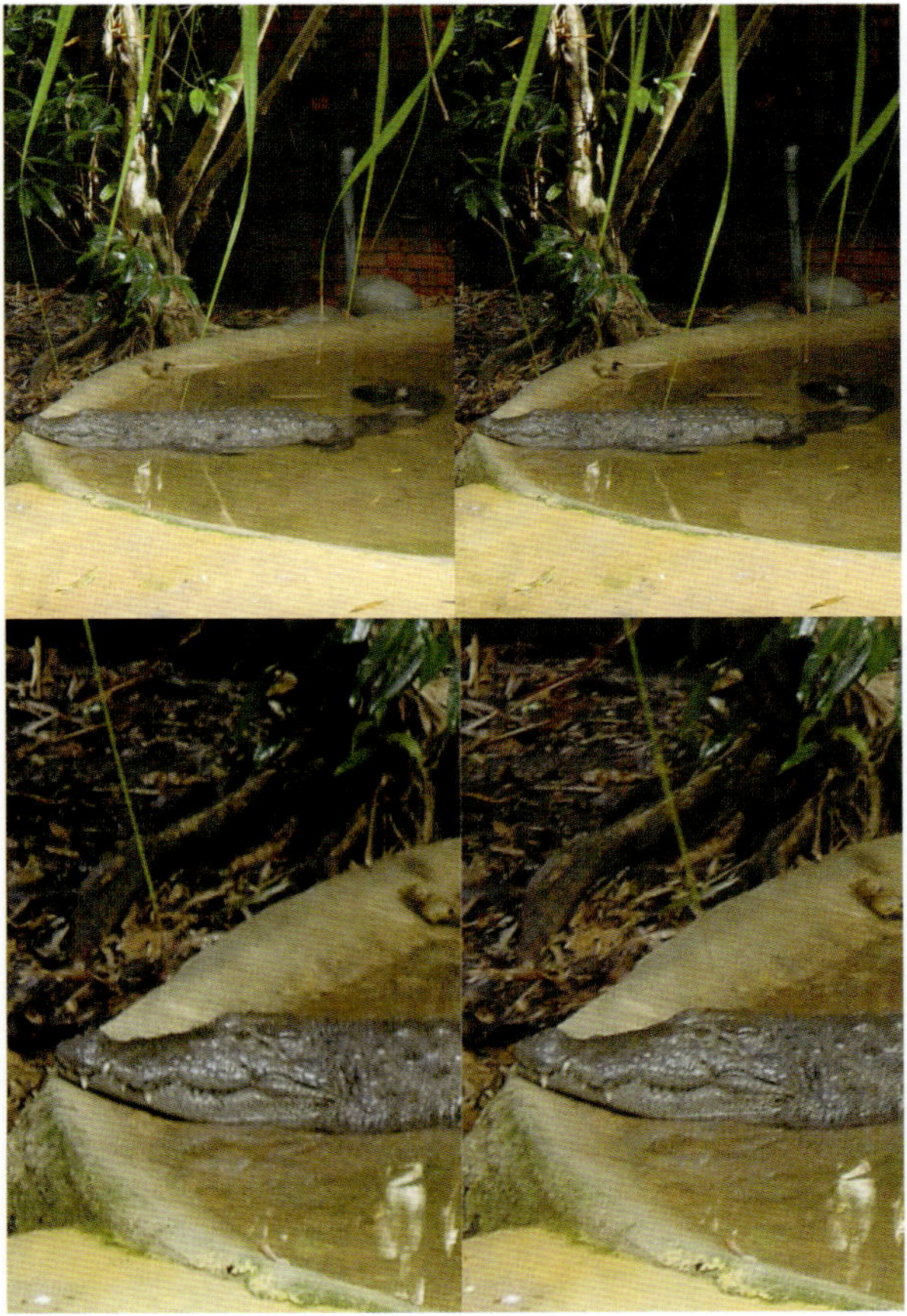

㉜ハリモグラは卵を産むタワシ状のほ乳類

オーストラリア、タスマニアに住む卵生のほ乳類。卵生のほ乳類は他にはカモノハシしかいない。オーストラリアの個体は体長が35～50センチあり、タスマニアのものは亜種でやや大きい。四肢のかぎ爪で地面に素早く穴を掘る。背中には剛毛に混じって硬いとげが生える。細長い鼻先から長い舌を出してアリやシロアリを食べる。

卵を産み、袋状の腹部に入れて育てる。約10日でふ化し、歩行可能になるまで袋の中にいる。下はタスマニアの山中で遭遇した記念すべき個体。左はメルボルンで撮影。

［下はパラレル法、左はクロス法で眺めよう］

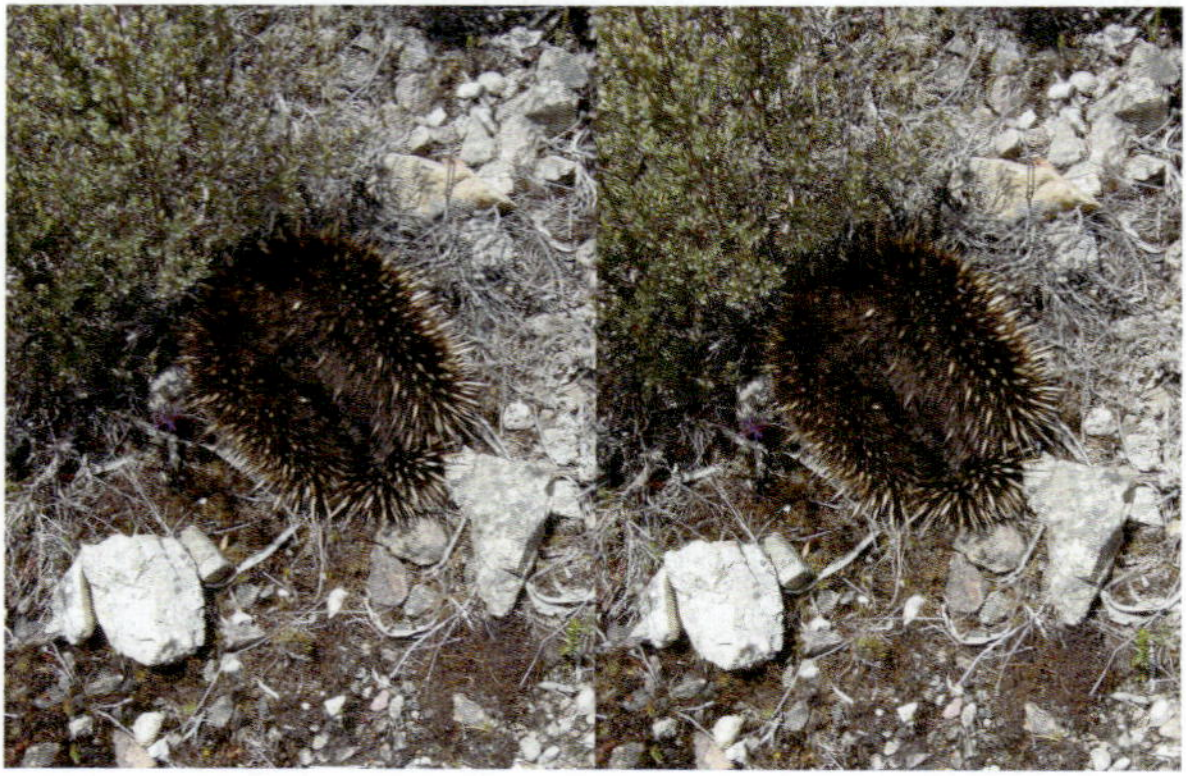

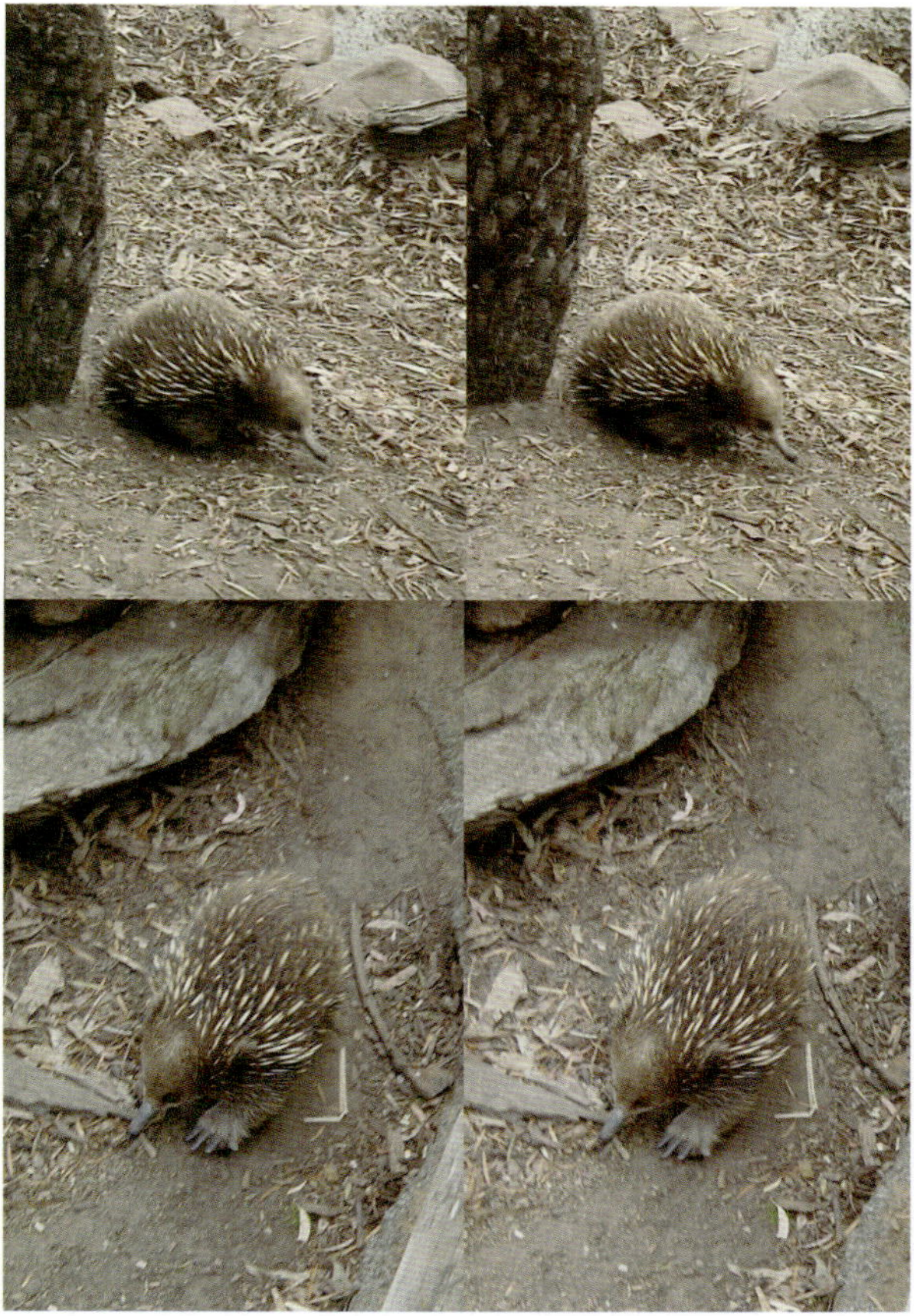

㉝バーバリシープは80センチの角を持つ

偶蹄目ウシ科ヤギ亜科に属し、ヒツジに似た大きな角を持つ動物である。モロッコからチュニジア、南はサハラ北部の山岳地帯に生息。米国のニューメキシコ、テキサス、カリフォルニア州に移入され、定着している。体色は薄茶色で、砂や岩に対する保護色になっている。肩高は110センチに達する。先の鋭い巨大な角は最長で84センチにもなる。密度の濃いたてがみが胸や前脚から垂れている。

肉や毛皮を目的とする狩猟によって数は激減したという。シドニーで撮影した。

[下はパラレル法、左はクロス法で眺めよう]

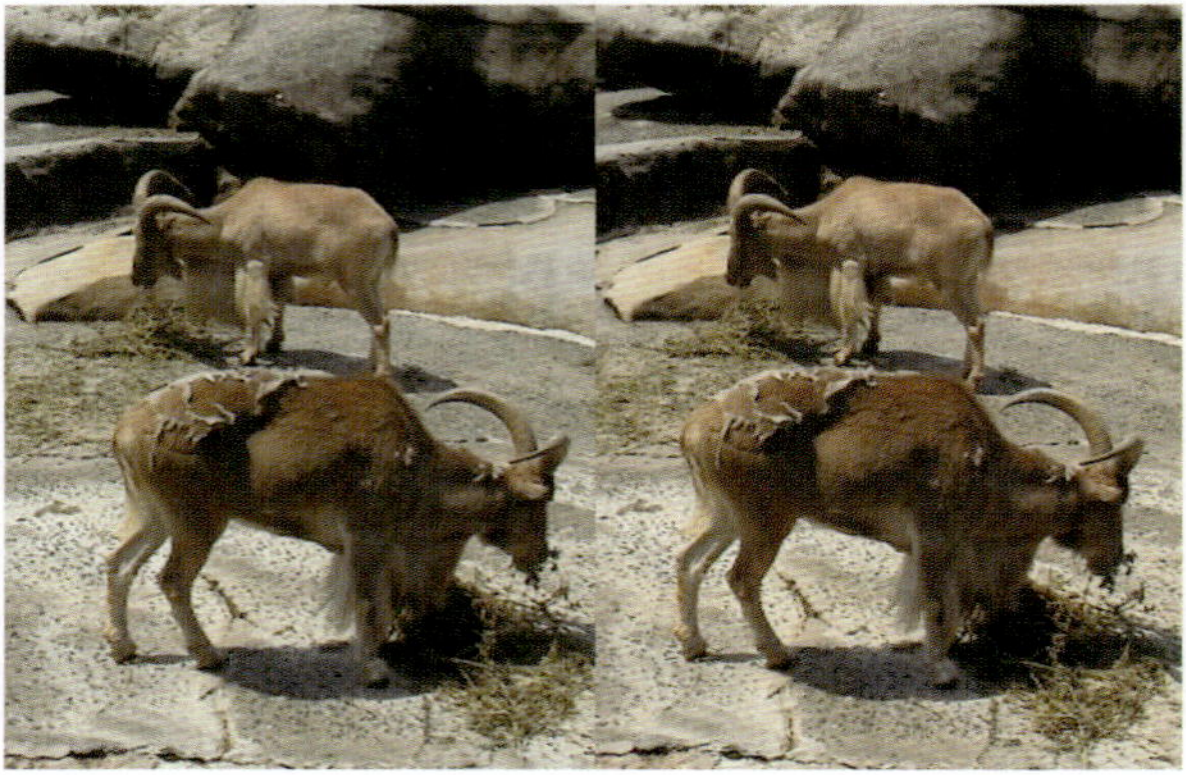

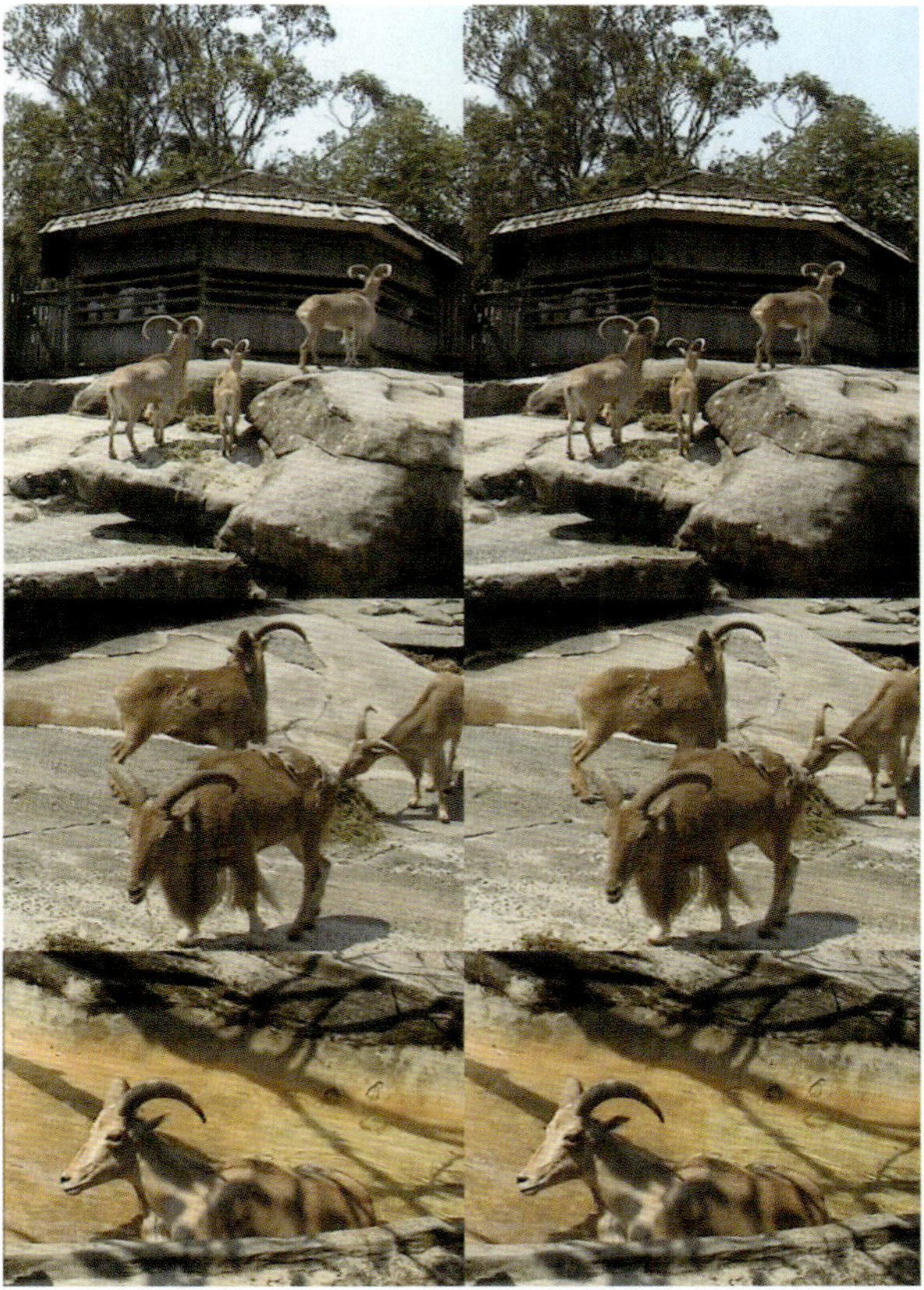

㉞パデメロンは小型のカンガルー

タスマニア・パデメロンは小型のカンガルーで、ルーファス・ワラビーとも呼ばれる。以前はオーストラリア本土に住んでいたが、外来のキツネのために絶滅し、今はタスマニアのみにいる。オスの体重は8キロ、メスはその半分程度で、外見はウサギを連想させる。他のカンガルーの仲間に比して尾と脚が短い。夜行性で、昼間は厚い草の上で寝ているが、夜になると動き出して草や木の葉などを食べる。性格はおとなしく、外見は愛らしい。写真はクレイドル山で撮影した。おなかの赤ちゃんに注目。

[下はパラレル法、左はクロス法で眺めよう]

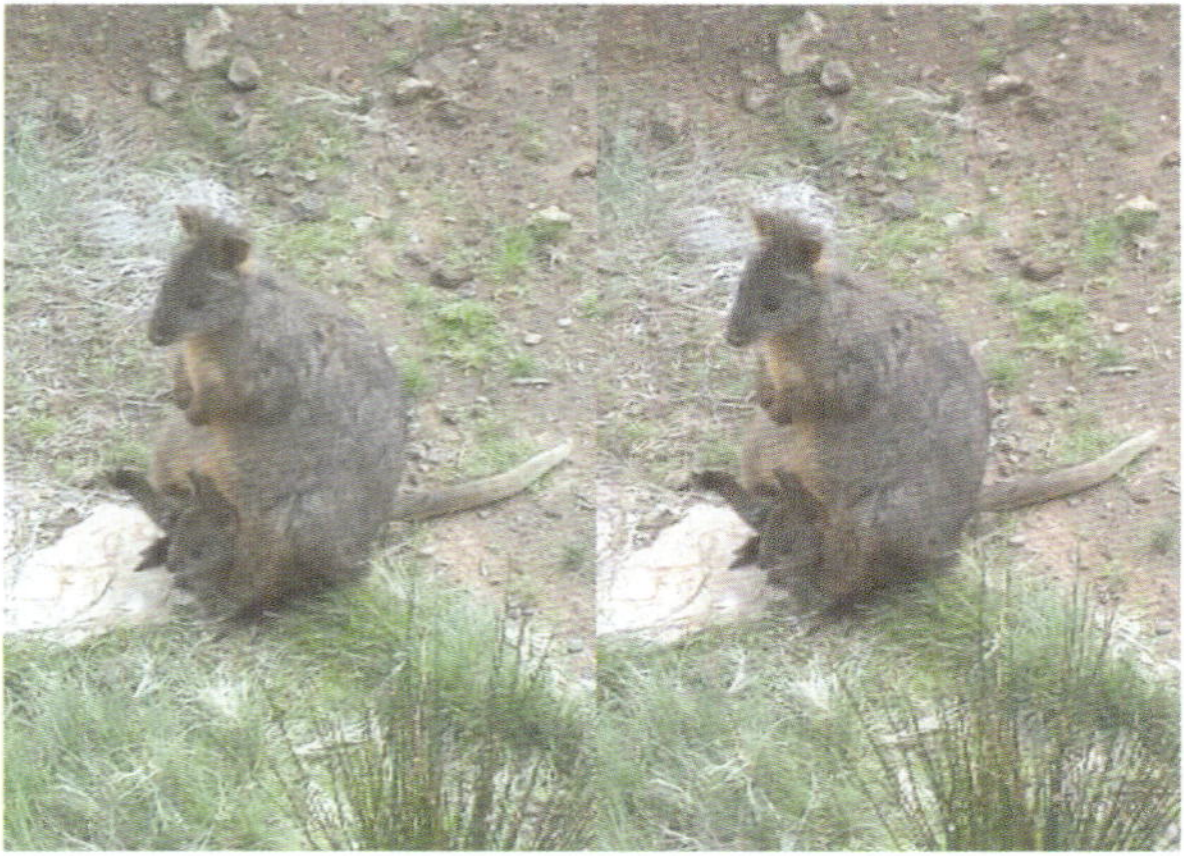

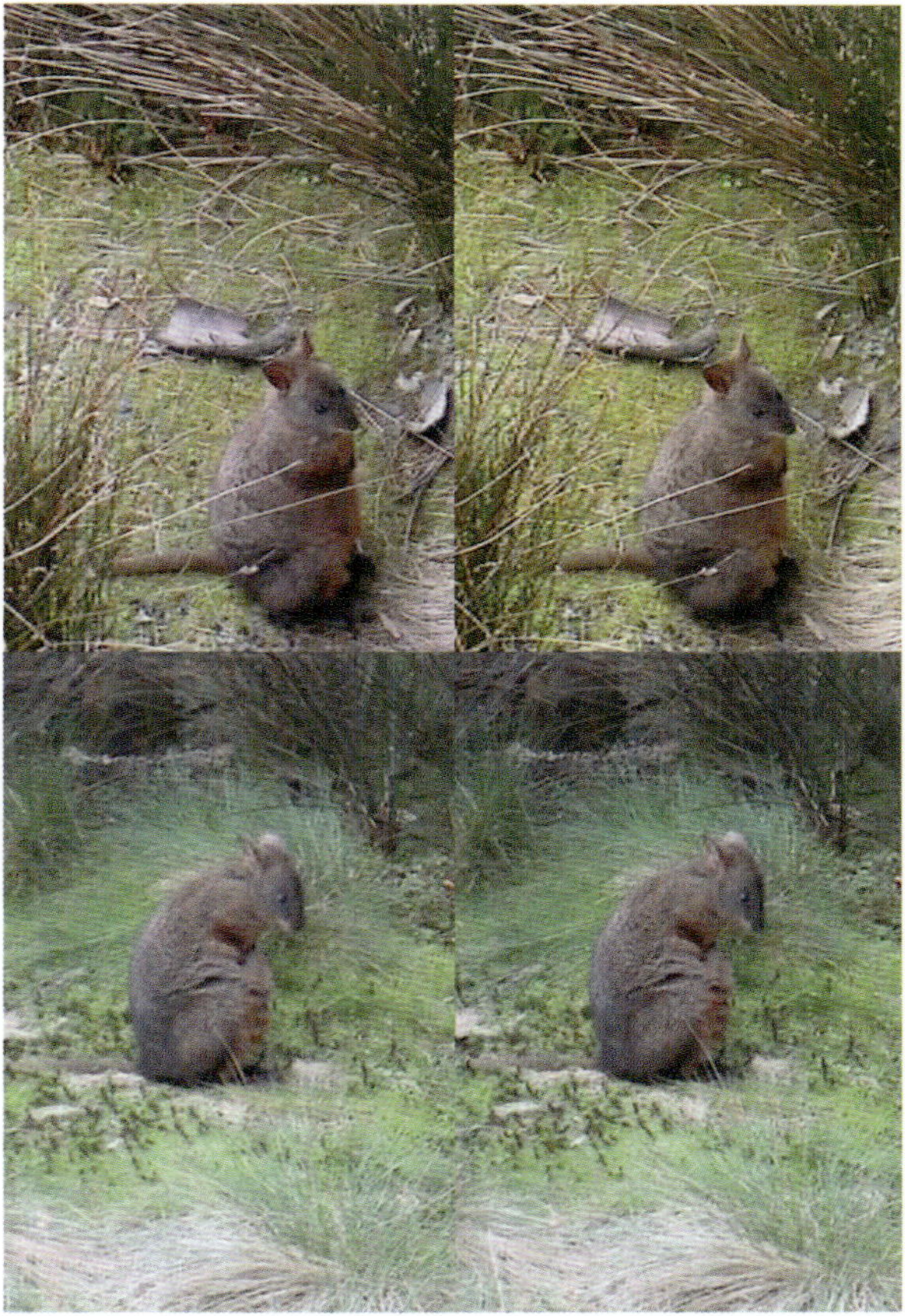

㉟ヒツジは800種あり環境によく適応

偶蹄目の草食動物。ウシと同様に偶数のひづめを持ち、4つに分かれた胃で反芻する。角は枝分かれせず、抜けない。オスの角は大きくらせん状にねじれ、メスの角は短い。野生種と家畜種があるが、家畜化されたのは1万1千年以上も前だ。毛皮はカーペット、羊毛は衣服、肉は食用になり、乳も飲料やチーズになる。800品種もあって、砂漠や熱帯にも適応している。世界中で11億頭もいる。その半数が羊毛を利用する細毛種だ。タスマニアの牧場で撮影。近づくと一斉に逃げていく様子が面白い。

［下はパラレル法、左はクロス法で眺めよう］

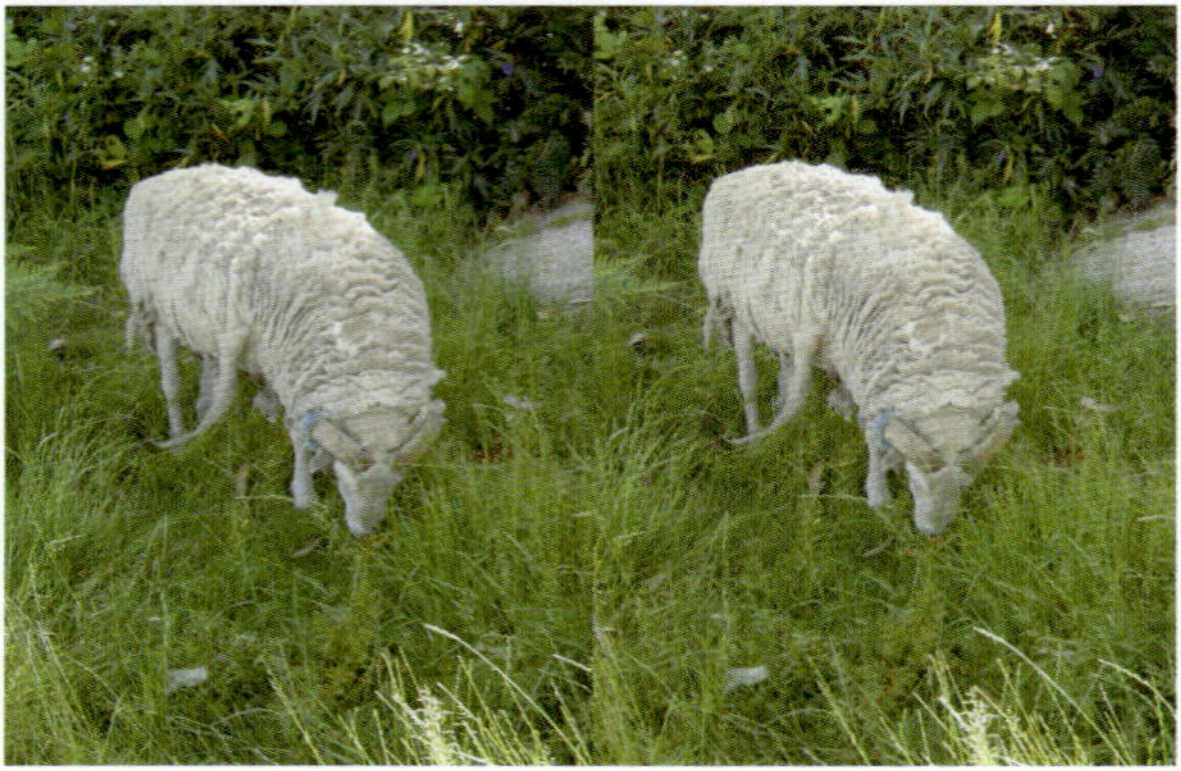

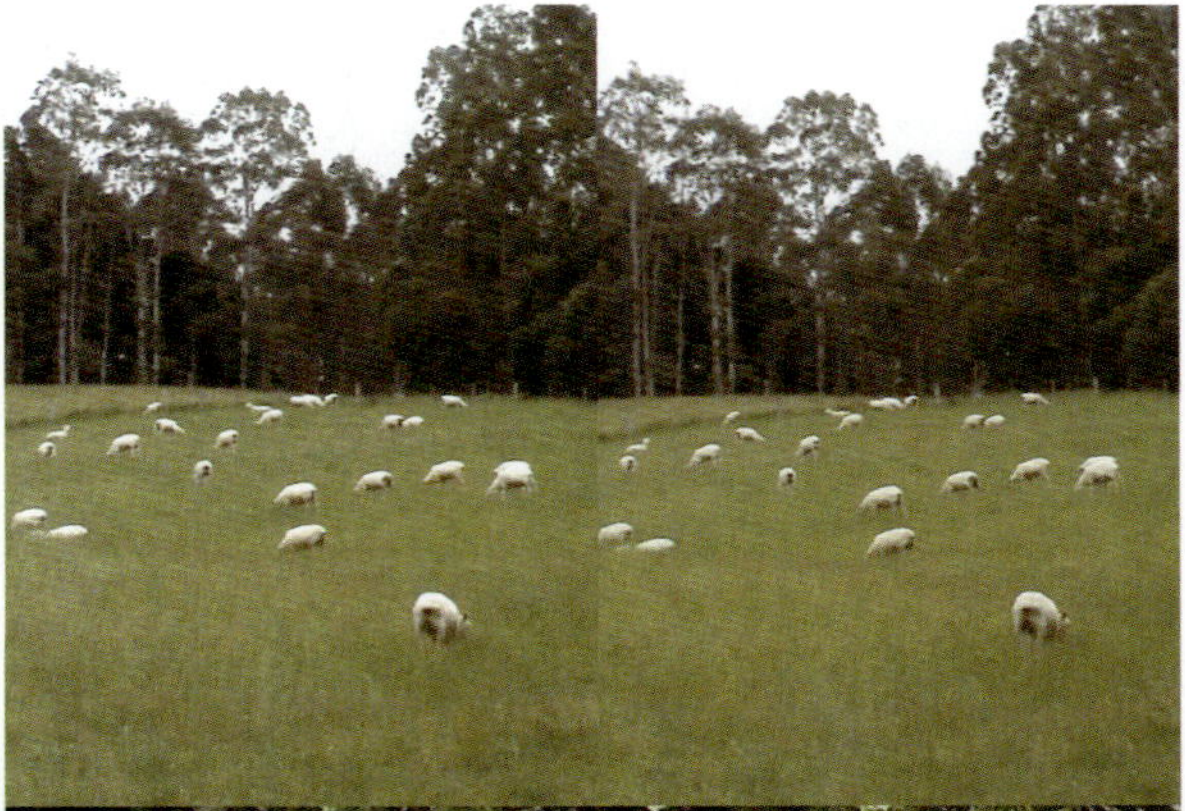

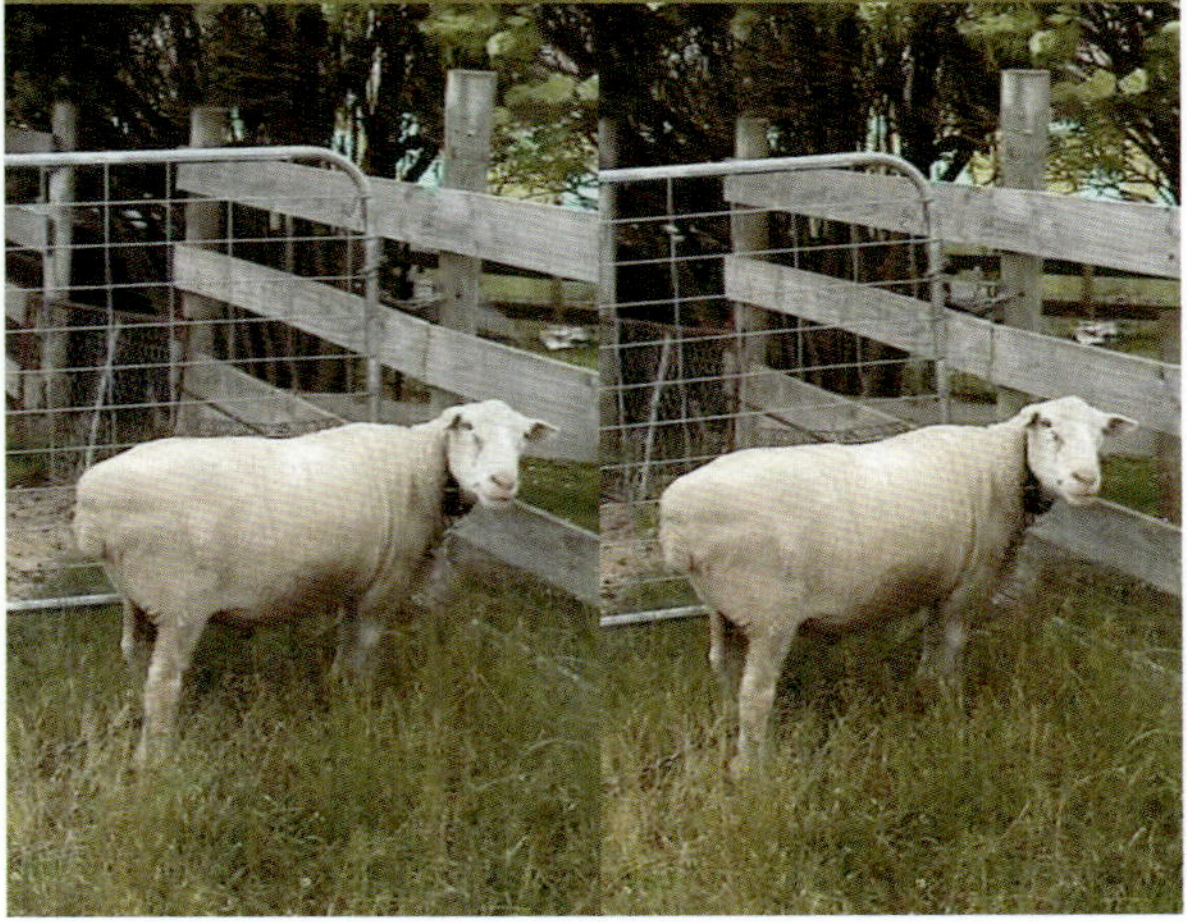

㊱ヒトコブラクダは砂漠に適応した家畜

ヒトコブラクダは偶蹄目ラクダ科の反芻動物。過去3千年間、遊牧民の家畜として働き、人と共生してきた。砂漠へのユニークな適応が見られる。砂嵐のときは鼻孔を閉じる。密生したまつげも砂嵐への適応である。大量の水を一気に飲んで長時間の水分不足に耐える。砂にめりこまないように、ひづめは小さく、足裏の大きな肉球で体を支え、地面に接触する面積が広い。時速50キロもの速さで走る。オーストラリアでは移入されたラクダが野生化している。

下はシンガポール、左はシドニーで撮影。

[下はパラレル法、左はクロス法で眺めよう]

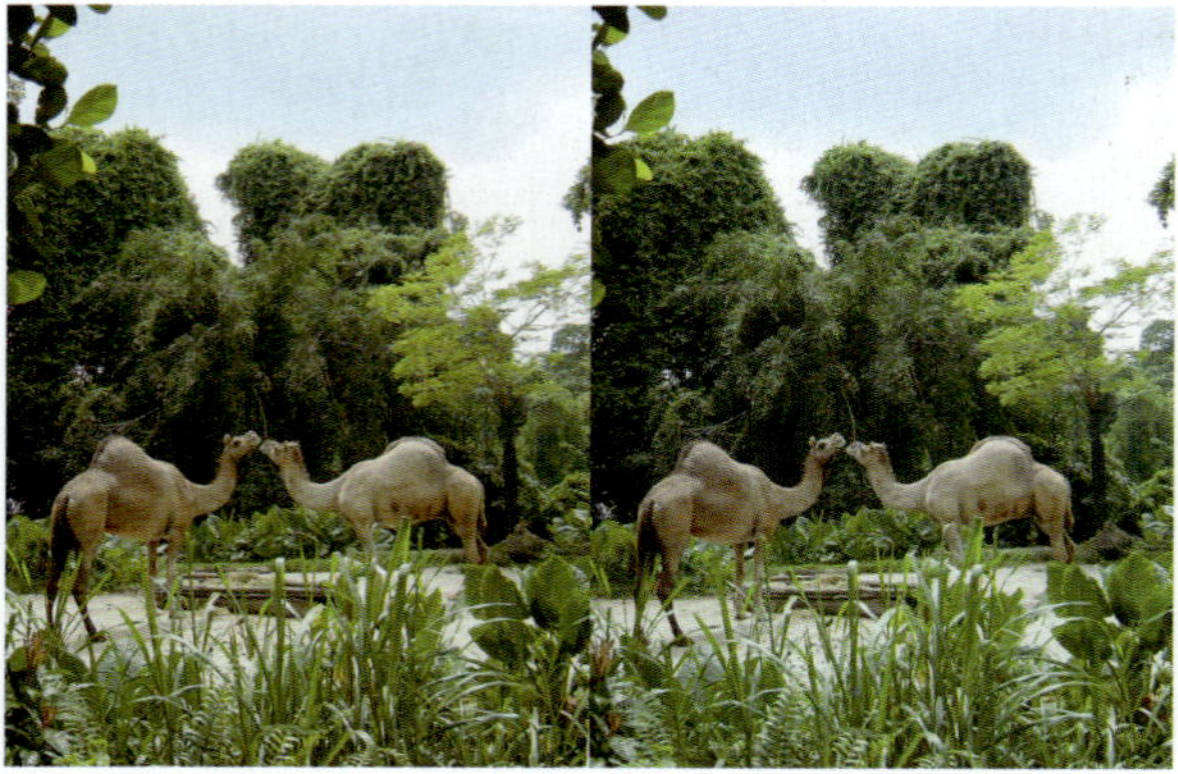

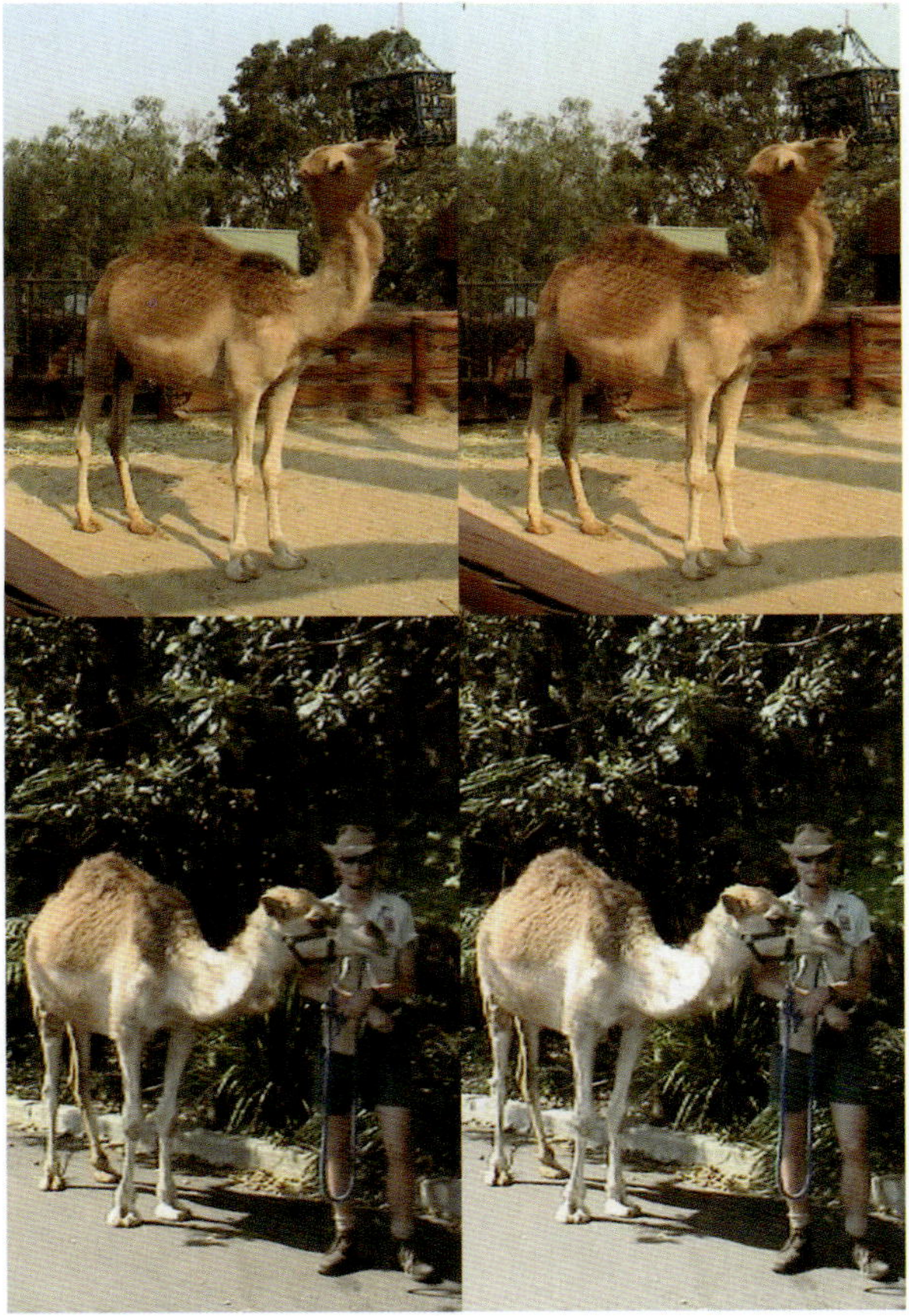

㊲ビントロングは熊猫狸。いったい何者？

英語ではベアキャット（熊猫）と呼ぶ。中国語では熊猫狸と書く何とも不思議な動物だ。マレー半島やボルネオなど東南アジアの深い森の樹上に住む。ジャコウネコ科に属するので本質は猫だ。夜行性だが日向ぼっこをする。発達した尾を手のように用いて逆さまに木を降りたり、尾をからませて体を固定し、手足を垂らした状態で寝たりする。１メートル半もジャンプできる。

日本では知名度は低いが、顔がひょうきんなので今後人気者になる素質がある。シドニー（下）とシンガポール（左）で撮影。

［下はパラレル法、左はクロス法で眺めよう］

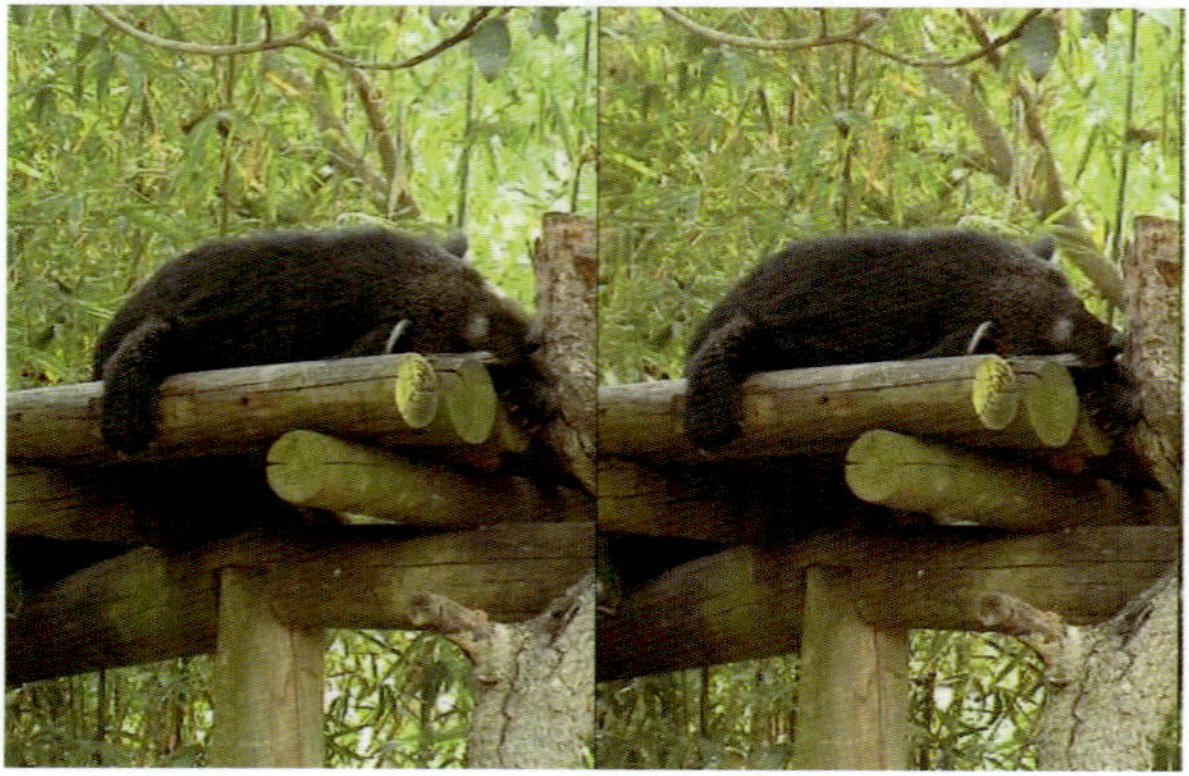

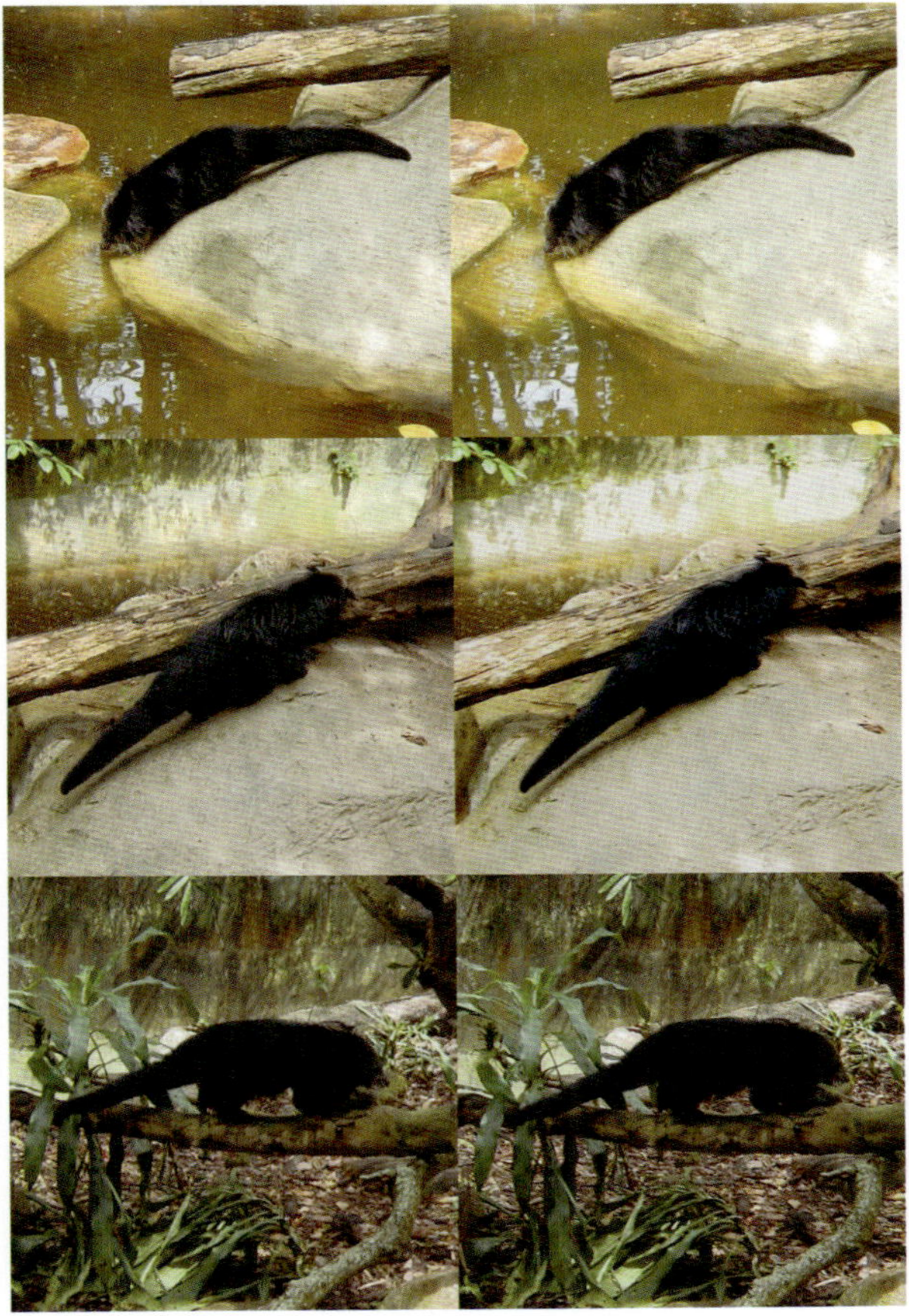

㊳フォレスターカンガルーは水欠乏に強い

フォレスターカンガルーはアカカンガルーに次ぐ2番目に大きいカンガルーである。体重は60キロ、身長は2メートルに達する。タスマニアの北部や中部に住む。体色は灰色か褐色がかった灰色で、耳がやや大きく、上唇と鼻先の間に毛が生えているのが特徴。尾でバランスを取りながら、後ろ足でジャンプして進む。

時速76キロの速度で走るという。

水を飲まずに数カ月間過ごせる。寿命は6～8年。タスマニアで撮影した。戦うときはキックで応ずるが、表情は優しい。

［下はパラレル法、左はクロス法で眺めよう］

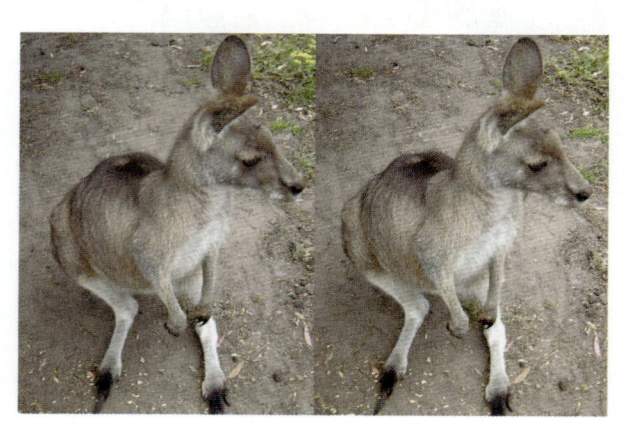

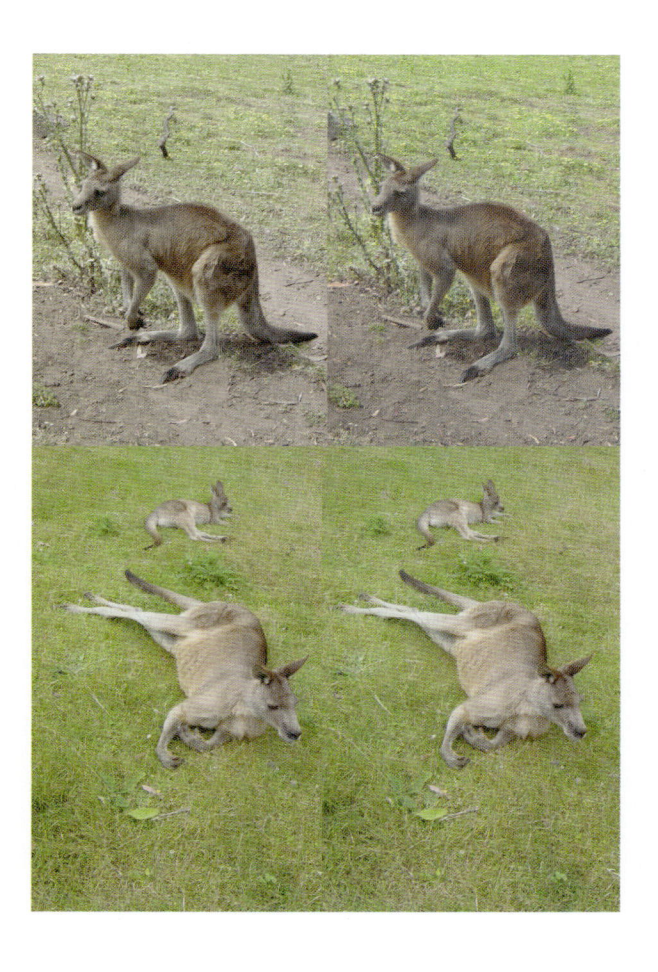

㊴ブラザモンキーは大変珍しい霊長類

日本ではほとんど知られていないように思う。大変ユニークな顔をした珍しい動物である。アフリカ赤道地帯の川や湿地に接した熱帯雨林に生息する。「湿地のサル」とも呼ばれ、泳ぎがうまいが、約2割の時間は地面で過ごす。5匹以上の家族のグループが他の家族のグループと一緒に旅をしたりする。昼間は樹上より地面で時を過ごし、葉や木の実やキノコやバッタやとかげなどを食べる雑食性である。仲間どうしで危険を知らせる合図を持っていないことが特徴だという。写真はメルボルンで撮影。

［下はパラレル法、左はクロス法で眺めよう］

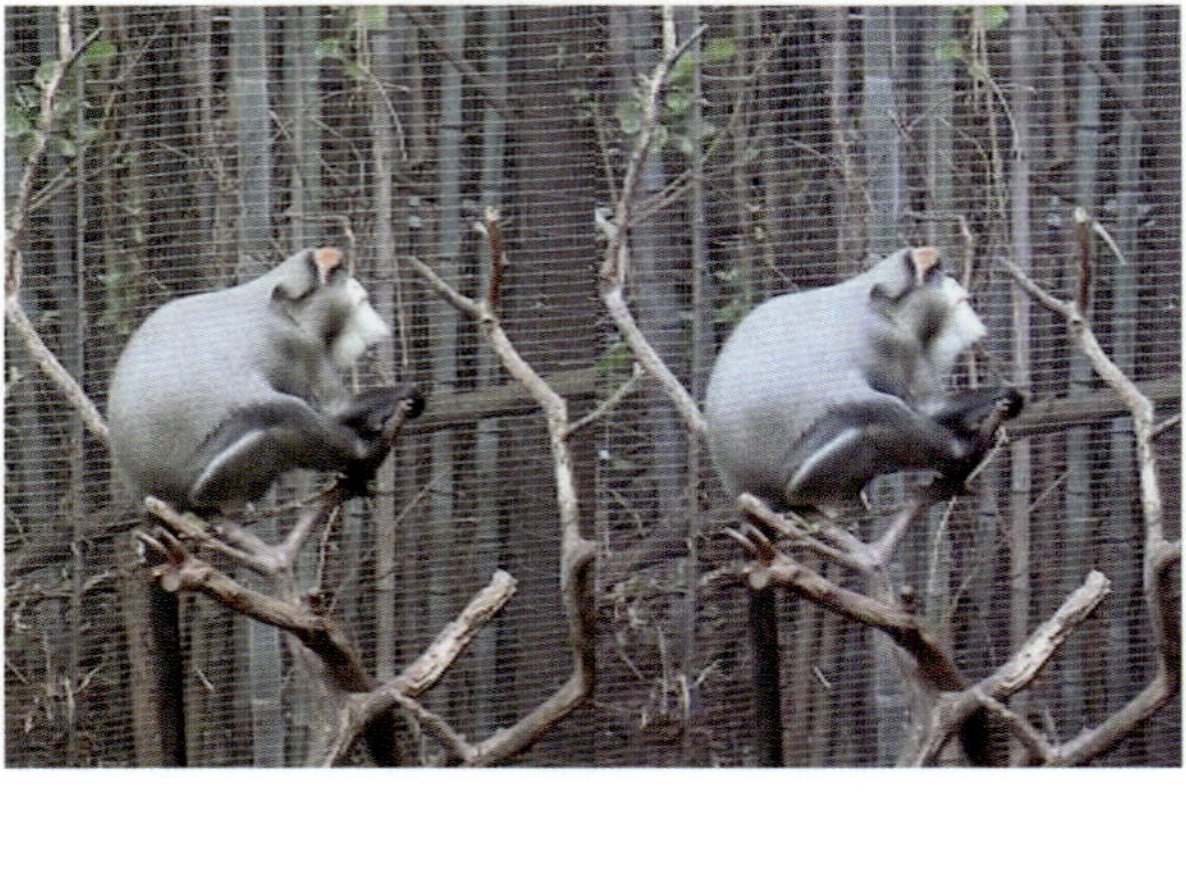

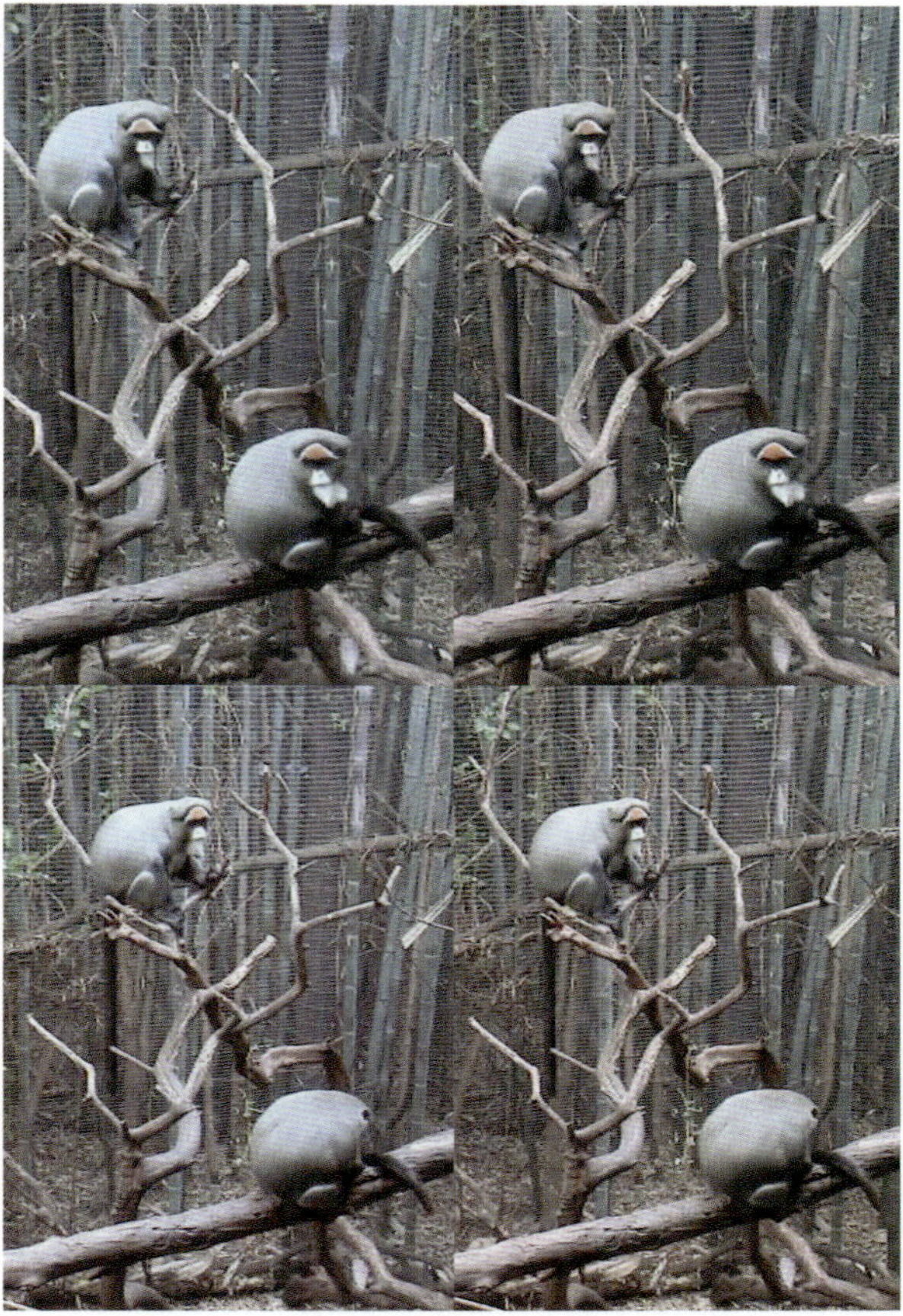

㊵ブロルガはオーストラリアのツル

ブロルガはゴウシュウヅルとも呼ばれるツルの仲間。ツル科にはクロヅル属、カンムリヅル属、アネハヅル属、ホオカザリヅルの4属あり、ブロルガはクロヅル属。

全長は約127センチ。オーストラリア、ニューギニア南部に生息する。色は灰色で、脚が長く、湿地に大群をなして集まる。

夜は大地の上で眠り、昼は穀類、昆虫、かたつむりなどを食べる。オスもメスも卵を抱きヒナを育て、つがいは一生続く。ヒナはふ化後一時間以内に走り、泳ぐことができる。すごい！　メルボルンで撮影。

［下はパラレル法、左はクロス法で眺めよう］

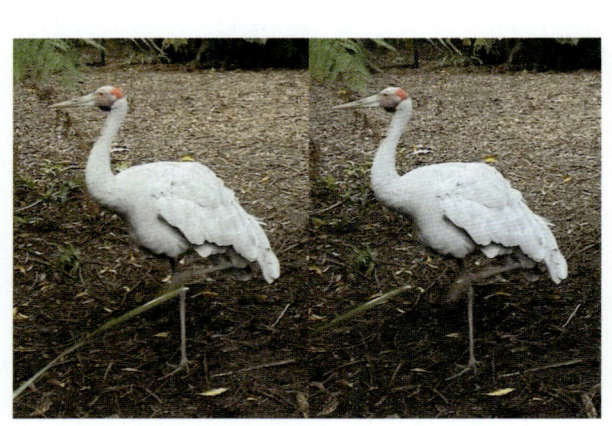

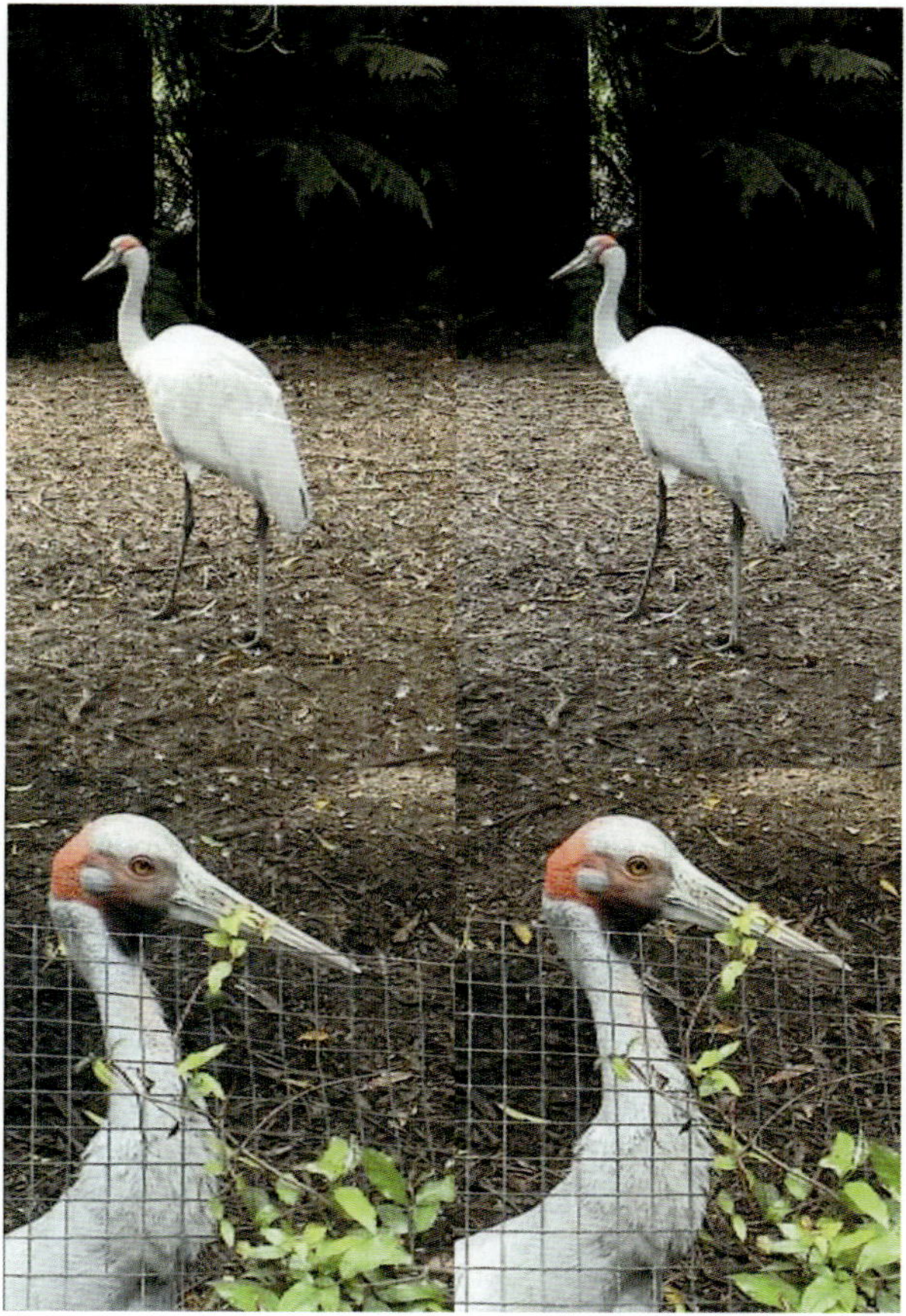

㊶ベネットワラビーはタスマニアで会える

ワラビーはカンガルー科の動物だが通常のカンガルーよりも小さい。カンガルーの子供と勘違いする人もいるとか。ベネットワラビーはアカクビワラビーとも呼ばれ、オーストラリア本土やタスマニアに住み、林を中心に行動する。未熟なまま出産し育児のう（袋）で育てる。顔を出すまで約5カ月。袋には約8カ月いる。写真はタスマニアのクレイドル山で撮影した。左右の下は国立公園の古い建物の近く。やがて子供は母親の袋に入った。左上はロッジ近くの草原。野生の動物を見るのはわくわくする。

［下はパラレル法、左はクロス法で眺めよう］

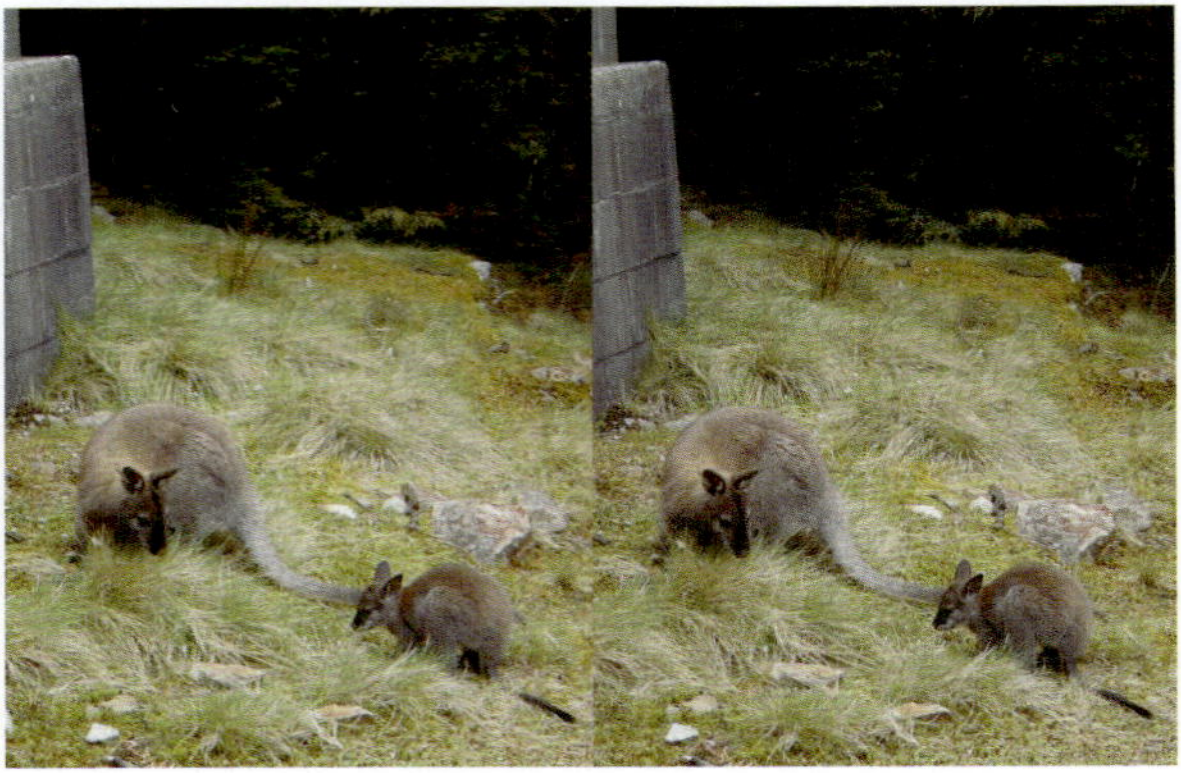

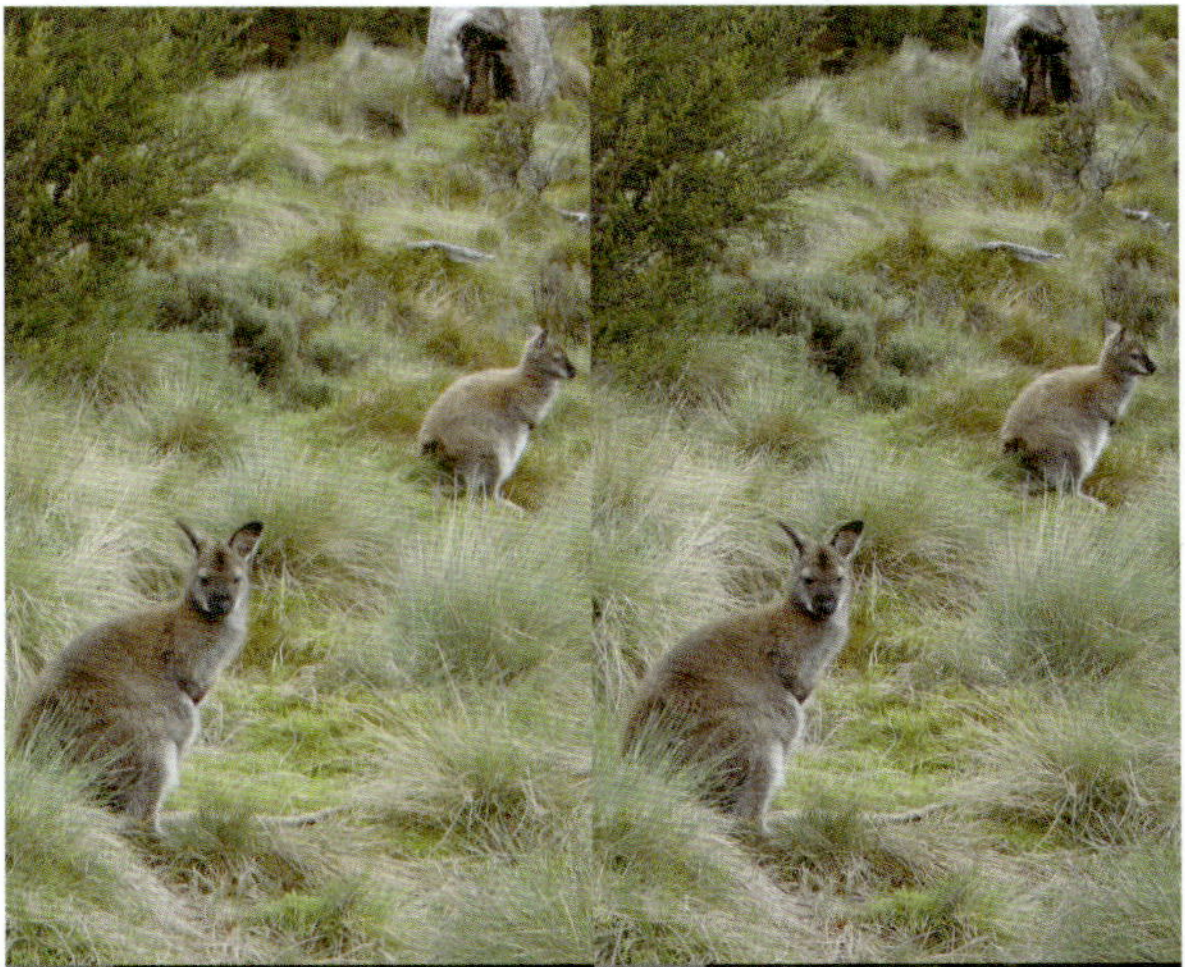

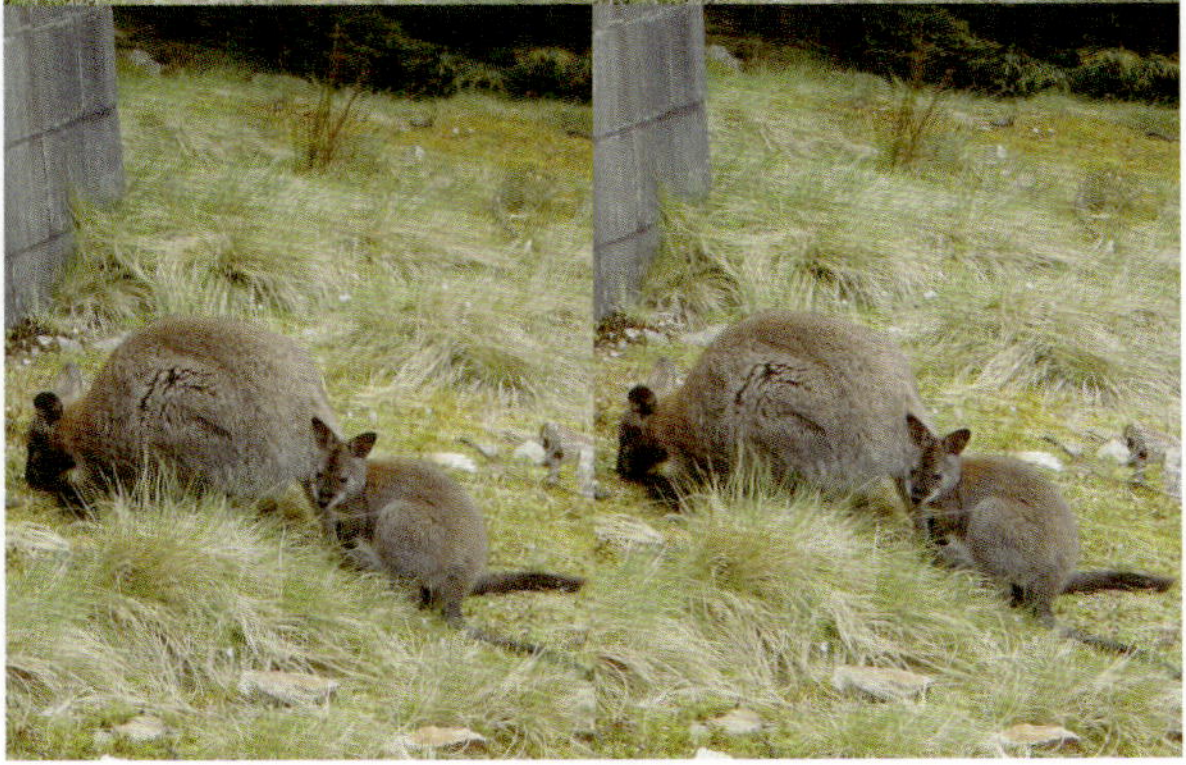

㊷ポニーは147センチ以下のウマ

奇蹄目ウマ科の動物。歴史的には英国産の小型ウマを総称してポニーと呼ぶ。シェトランド、デールズ、ウェルシュ、ダートムーア、ニューフォレストなどの種類がある。もっとも小型なのはシェトランドポニーで、肩高は1メートルをわずかに超える程度である。英国にはエクスムーアポニーと呼ぶ野生のポニーもいる。現在は一般に147センチ以下のウマをポニーと呼ぶ。

子供が遊ぶ施設では優しい表情のポニーが人気を呼ぶ。写真はタスマニアの牧場(左)とシンガポール（下）で撮影した。

［下はパラレル法、左はクロス法で眺めよう］

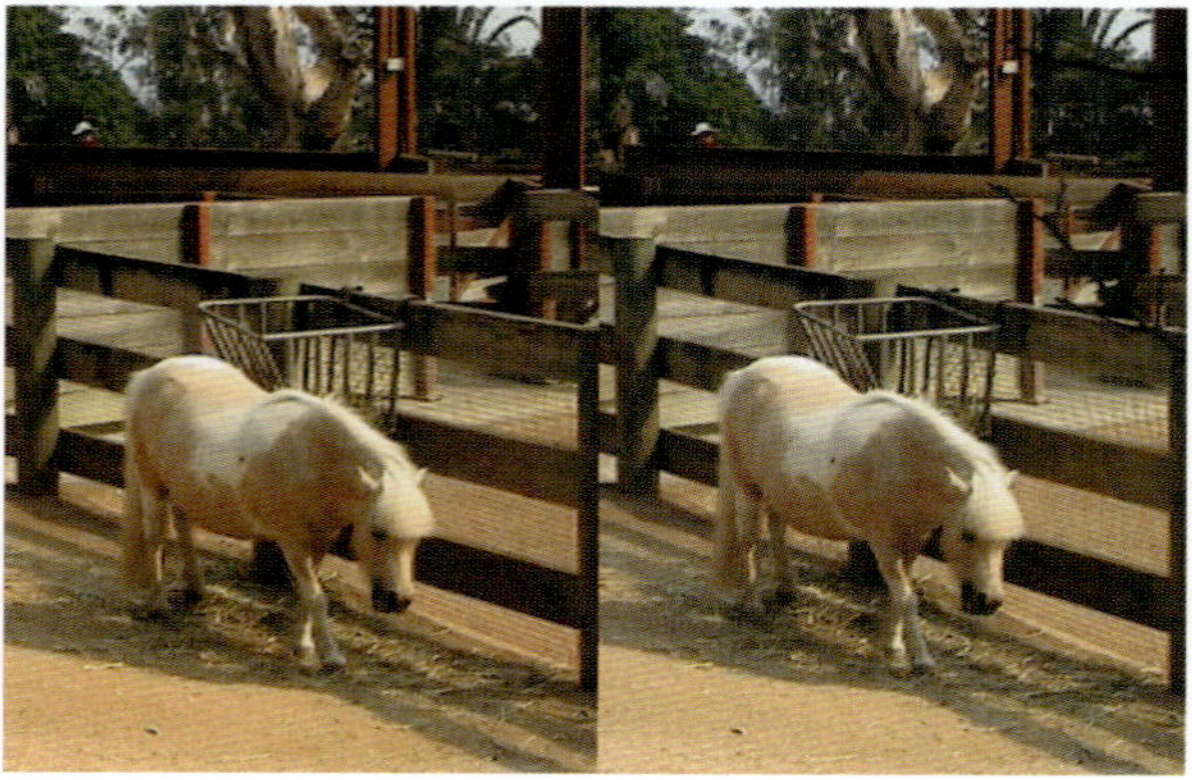

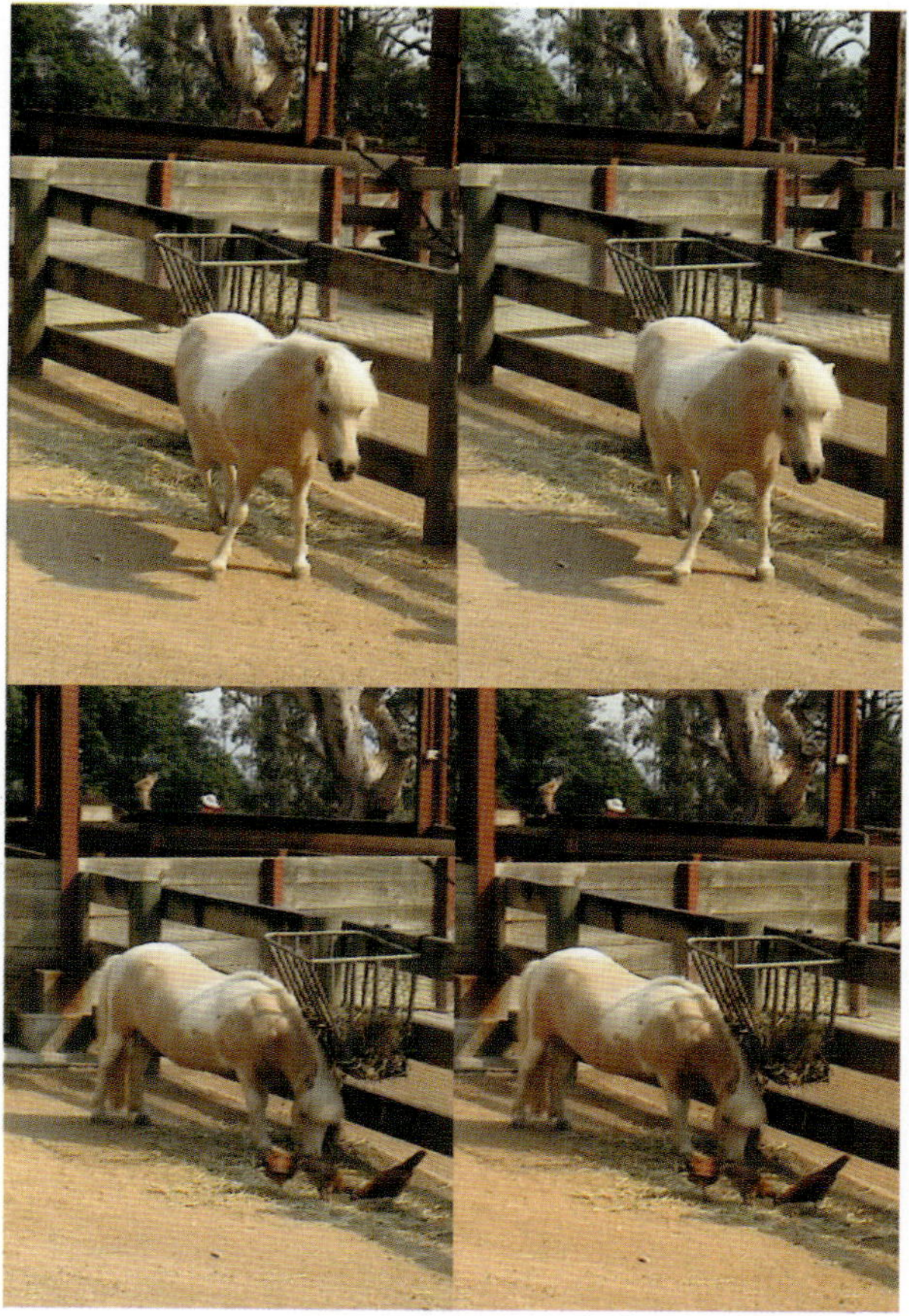

㊸マレーグマはしぐさが可愛い最小のクマ

東南アジアから中国南部に生息するクマの一種。英語ではサンベア（太陽熊）と呼ぶ。つやのある黒い短毛でおおわれ、黄か白の三日月マークを胸に持つ。

身長は１４０センチ以下、体重は65キロ程度で、クマの仲間では最小。日中は樹上の高いところで寝る。ひなたぼっこも好き。夜は熱帯樹林の地面を歩き回ってエサを探す。果実、小さい哺乳動物、昆虫、蜂蜜を食べる。性格はおとなしい。写真はシドニーで撮影。ずんぐりむっくりした体型やしぐさが、何となく可愛い。

［下はパラレル法、左はクロス法で眺めよう］

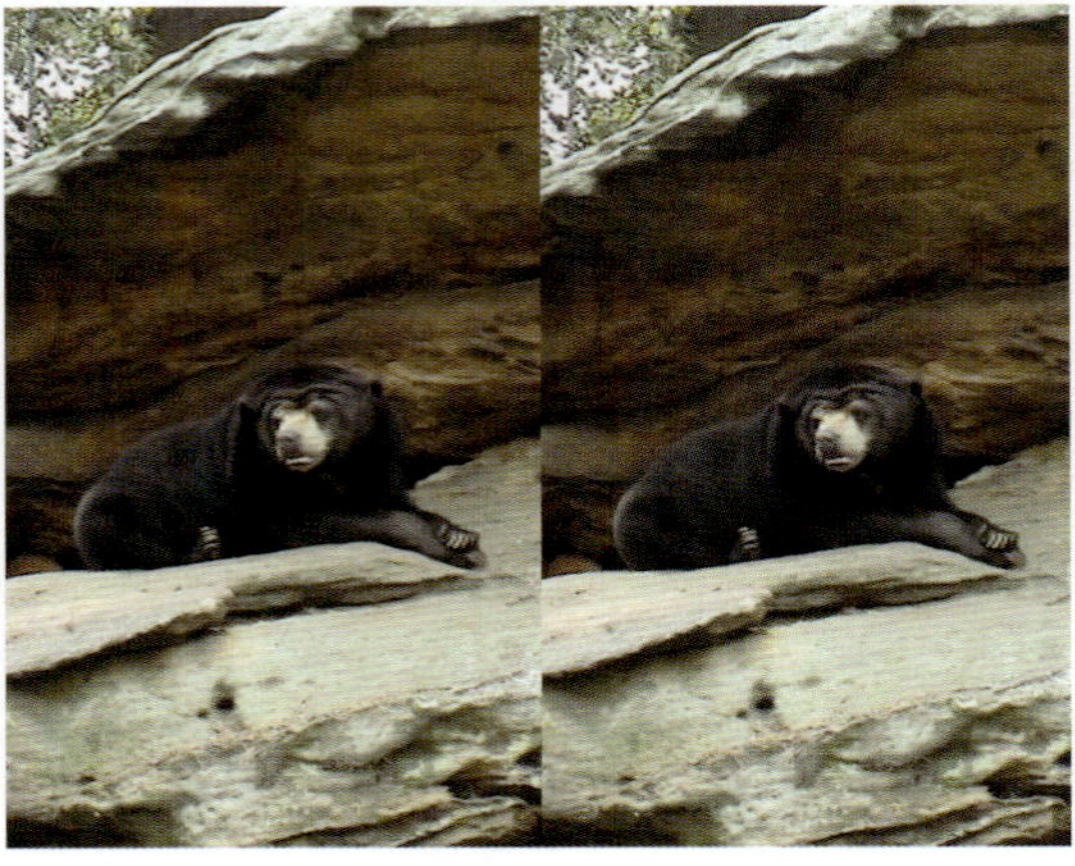

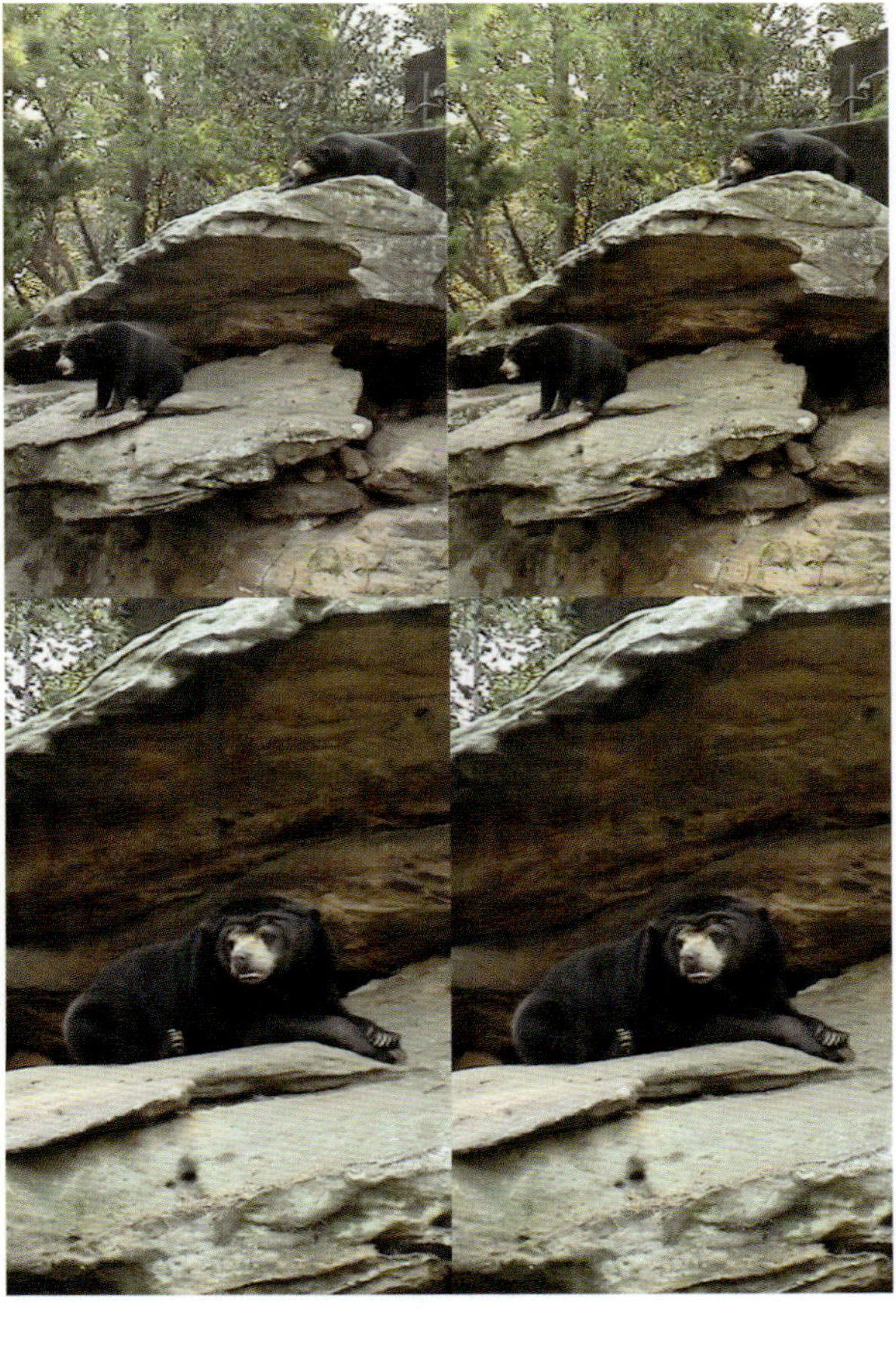

㊹マレーバクは鼻を使って食事をする

マレーバクは主にマレー半島に住む内気で孤独な大型のほ乳動物。

日が沈むと密林の茂みから姿を現して木の若芽や熱帯雨林の刺激の若い葉を食べ歩く。突き出た鼻は食べものを口に運ぶのに使う。通常は沼や水がある丘陵地の森に住んでいる。達者なスイマー、敏捷《びんしょう》な登山家、素早いランナーの三者を兼ねている。主な天敵はトラである。

森の消滅は種の存続に関わる一大事である。写真はメルボルン（左）で撮影した。

［下はパラレル法、左はクロス法で眺めよう］

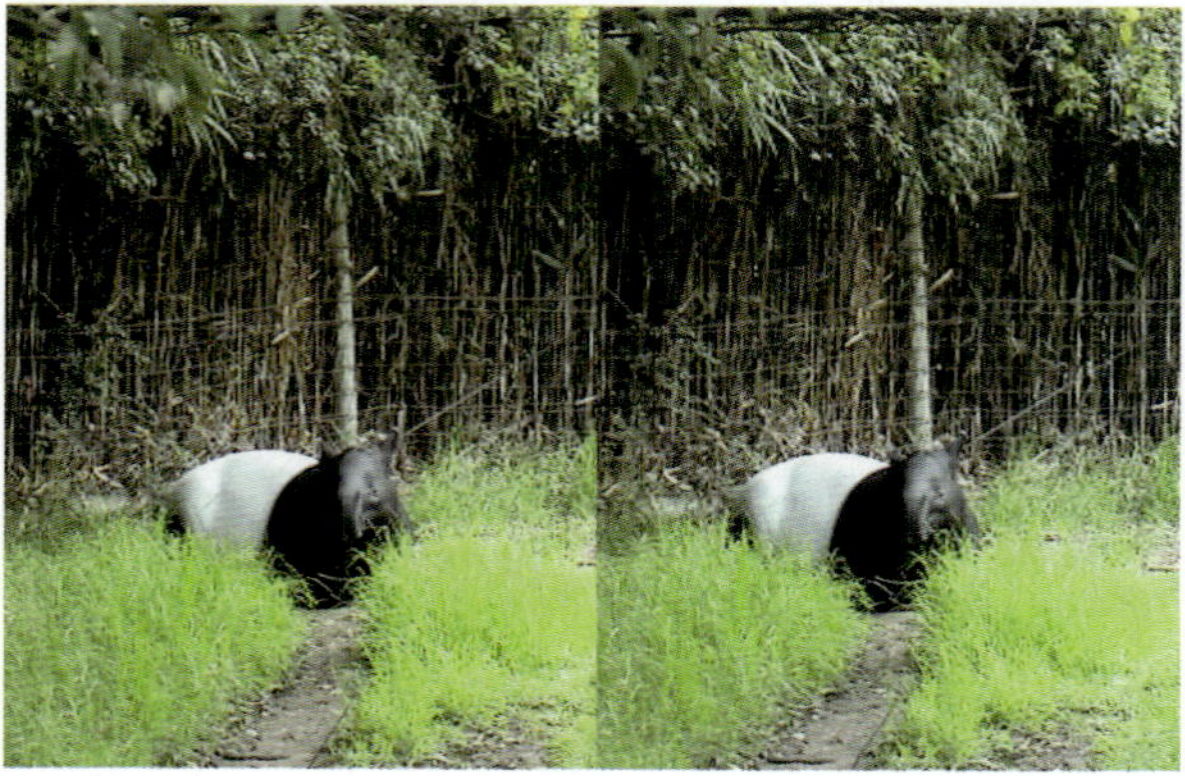

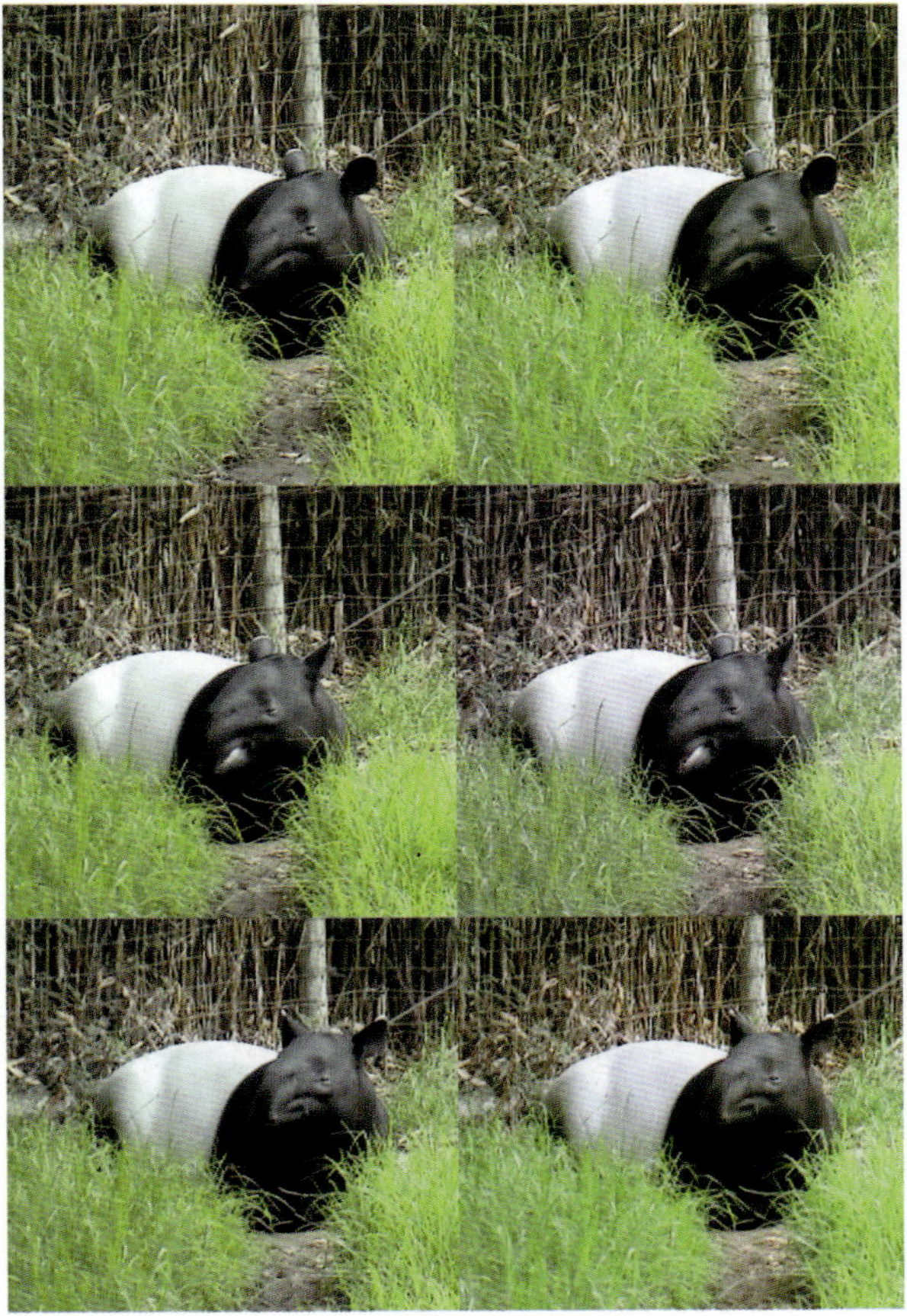

㊺ミーアキャットは立って日光浴をする

南アフリカの半砂漠地帯に住む食肉目ジャコウネコ科の動物でマングースの仲間。体長は約30センチになる。とがり顔と大きな目が独特。2本足でしっかり立って周囲を見回すしぐさは有名で、見る人の笑いを誘う。これは監視のためだが、太陽におなかを向けて日光浴をするのも好きだ。

立つときは尾を支えにする。雑食性で小型のほ乳類、鳥、は虫類、昆虫、卵、果実を食べる。巣穴の中では2～3家族が共同生活をする。寿命は7～12年。シドニー(下)、シンガポール（左）にて撮影。

［下はパラレル法、左はクロス法で眺めよう］

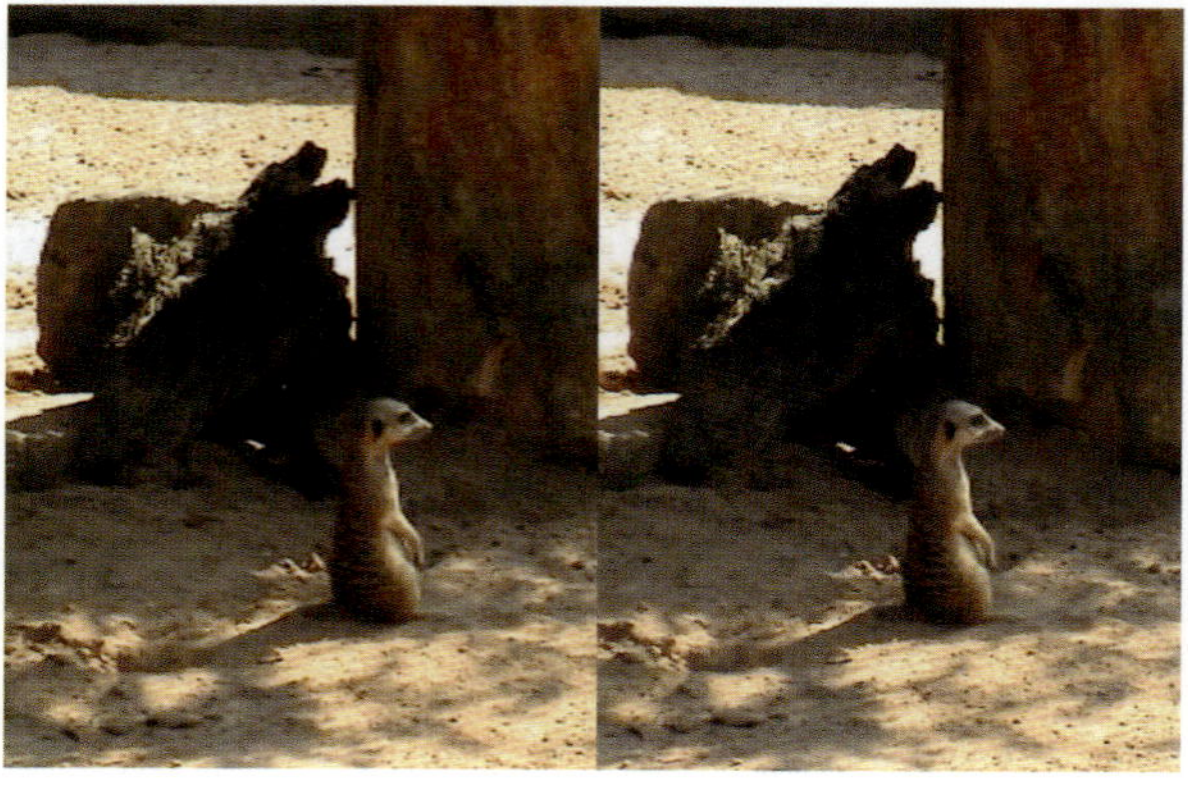

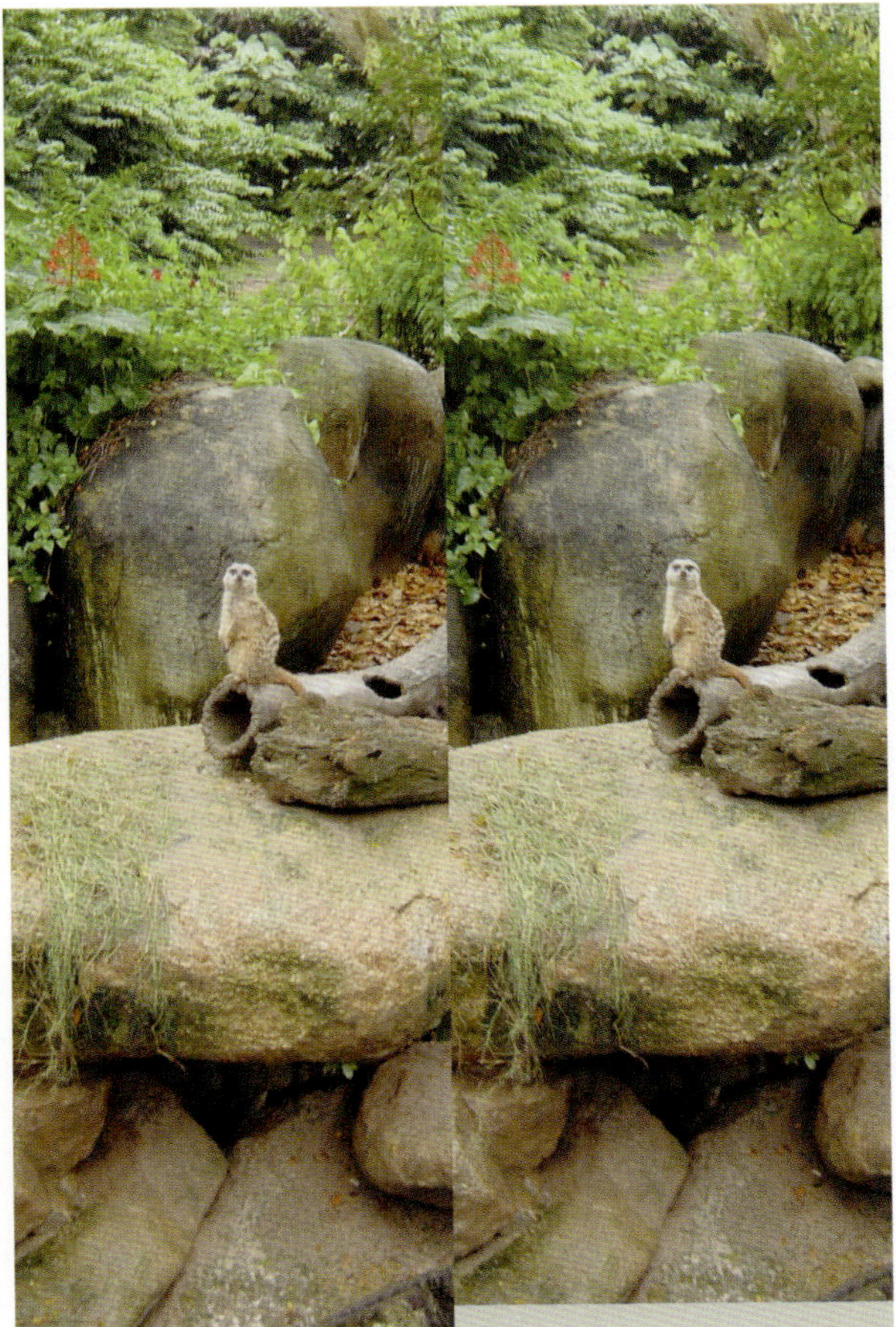

㊻ヤギはヒツジよりも活動的でヤンチャ者

偶蹄目ウシ科の動物。ヒツジに近いが、オスに顎ひげがあることと角がらせんを巻かず後ろに弓形に反るのが特徴。メスの角は小さい。野生のヤギは山岳地帯に住み、岩から岩へ敏捷に移動する。家畜のヤギは肉、乳のために、ときに荷役のために飼われる。皮、毛皮は皮革や敷物・衣服に使われる。モヘヤやカシミア毛糸もヤギから作られる。乳は牛乳に匹敵する栄養があり、消化が良く、チーズの原料になる。

写真はシンガポール（下）とシドニー（左）で撮影した。子ヤギはヤンチャ者だ。

［下はパラレル法、左はクロス法で眺めよう］

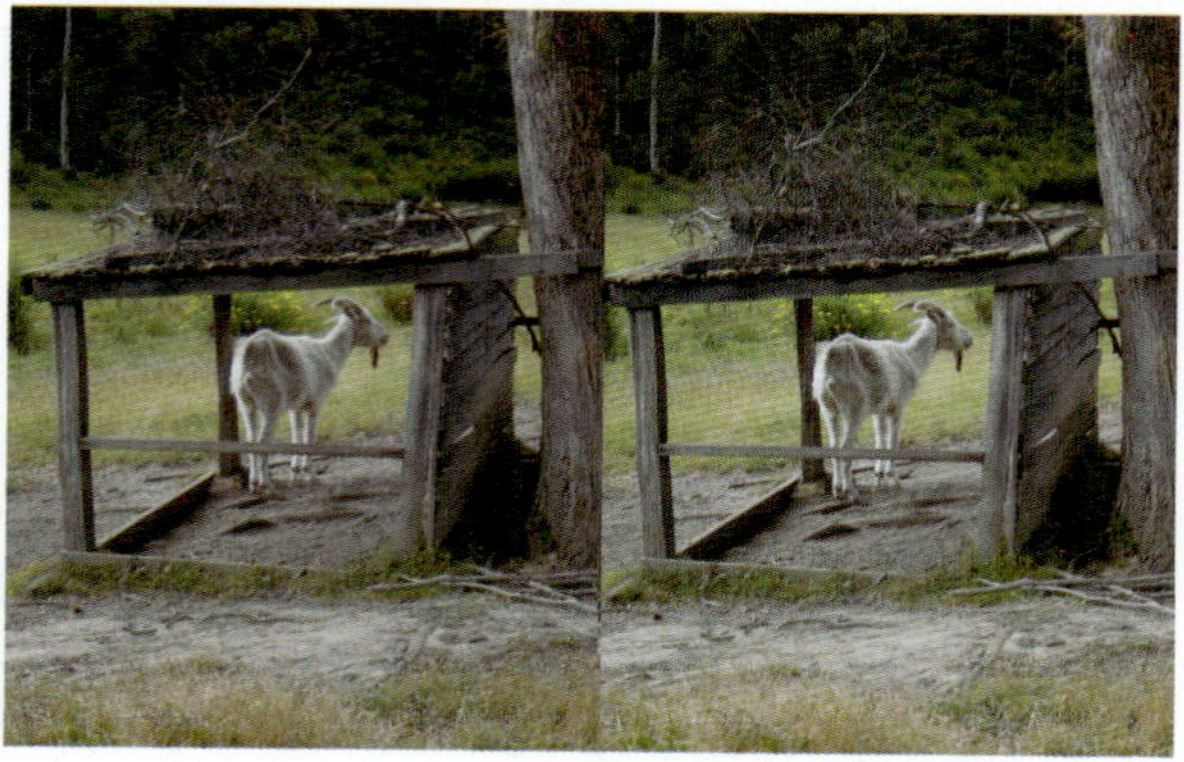

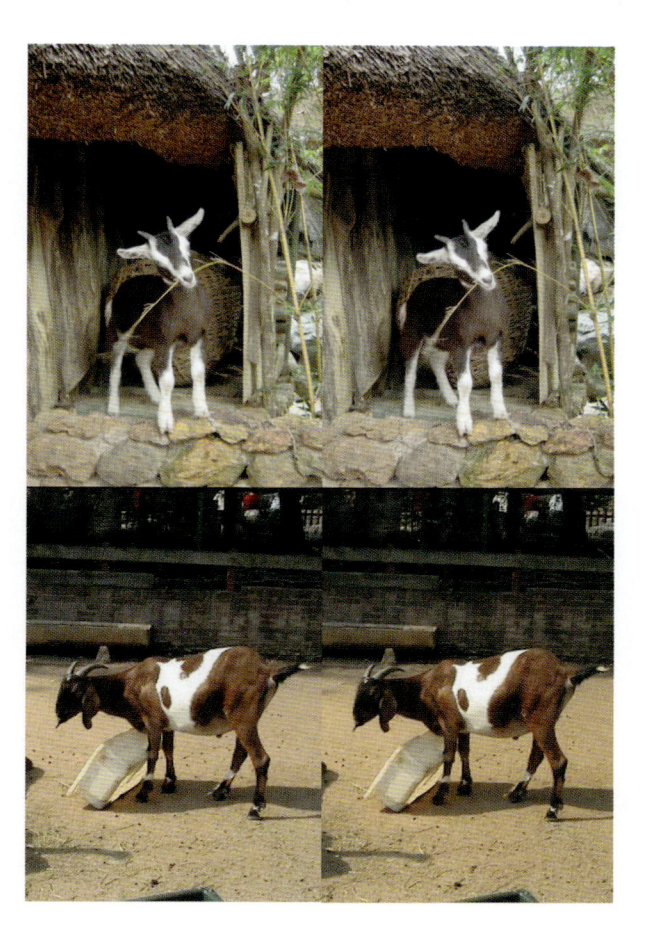

㊼ライオンのほえ声は9キロ先で聞こえる

百獣の王として、古代からさまざまな物語や童話に登場した食肉目ネコ科の動物。

ネコ類の中でもっとも社会性があり、一夫多妻の集団を作る。以前はアフリカ、ヨーロッパ、イラン、インドにいたが、人間のために激減し、現在はインドの保護区とアフリカのサハラ以南に住む。時速50〜60キロで獲物を捕る。狩りは雌が活躍し、一日に2〜3時間。残りは休息か睡眠をとっている。一回に40キログラムの肉を食べる。寿命は12〜16年。左はシンガポール、下はメルボルンで撮影。

［下はパラレル法、左はクロス法で眺めよう］

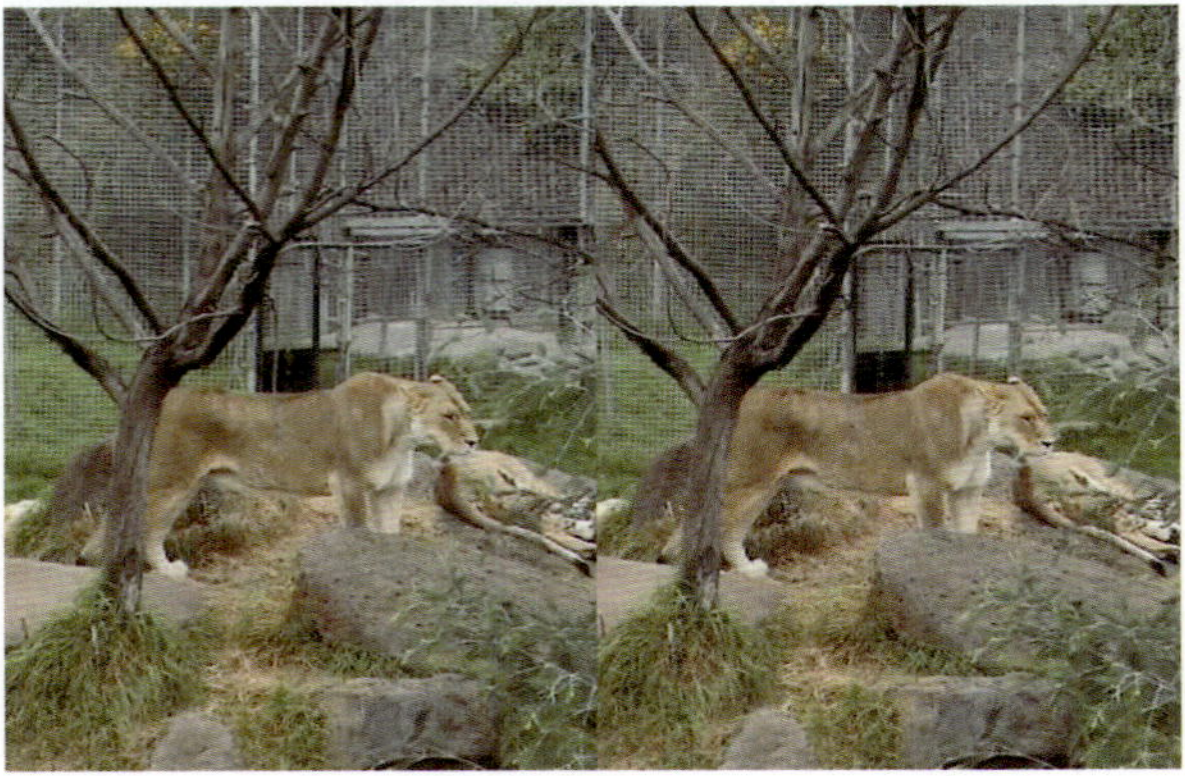

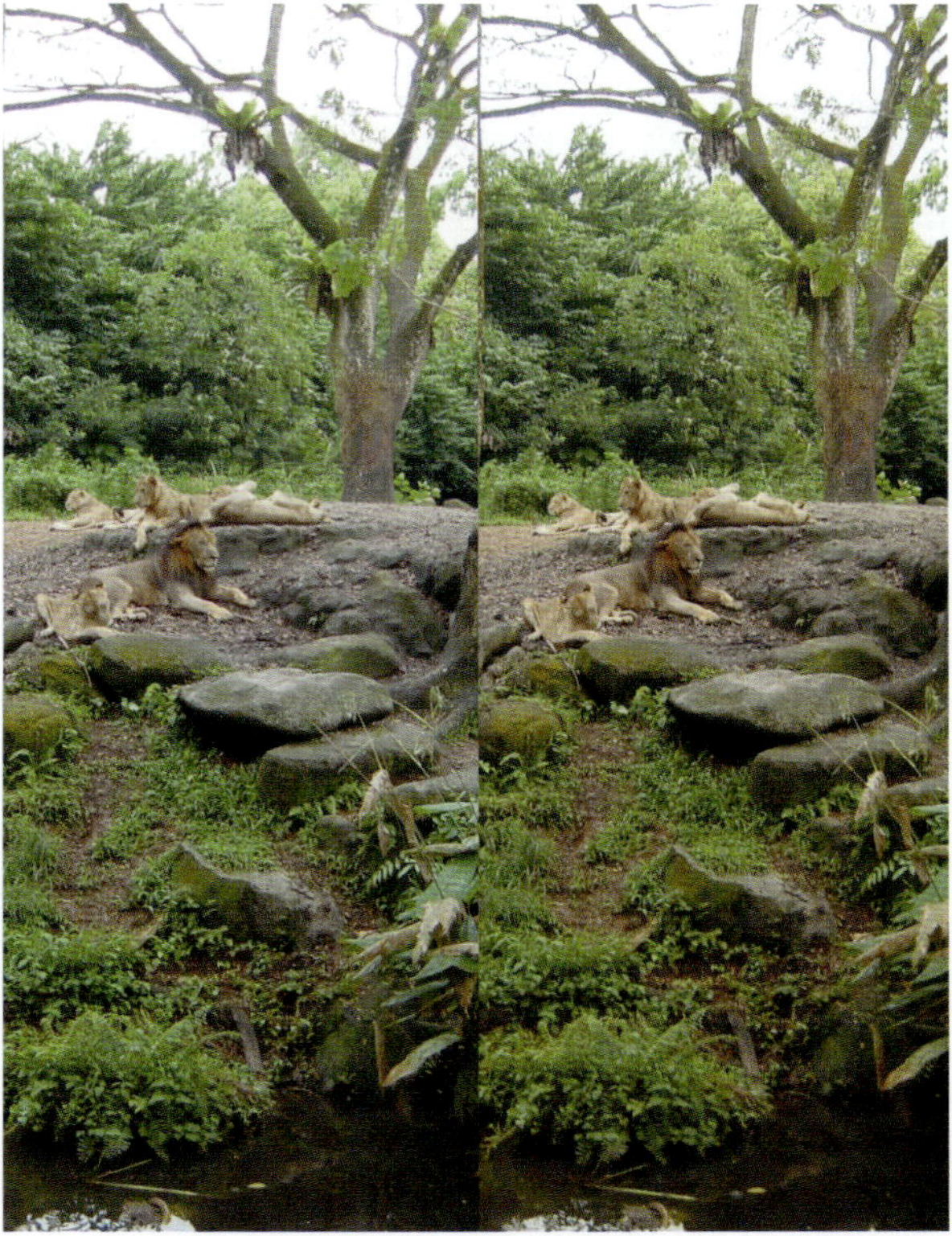

㊽リカオンはライオンをも倒す狩猟犬

リカオンはハンティング・ドックとも呼ばれ、食肉目イヌ科に属する小型の野生イヌである。アフリカのサハラ砂漠以南に生息する。地肌は黒いが、それをおおう毛が黒、白、黄とさまざまなため、まだら模様を示す。20頭ほどの集団で生活をする。

群れの中ではオスとメスの1頭ずつだけが繁殖をする。6～16頭の子供が生まれるが、何と全員で育てる。大変に広い範囲で狩りをし、集団でライオンを倒すこともある。丸みのある大きな耳が特徴的だ。写真はメルボルンにて撮影。絶滅危惧種。

［下はパラレル法、左はクロス法で眺めよう］

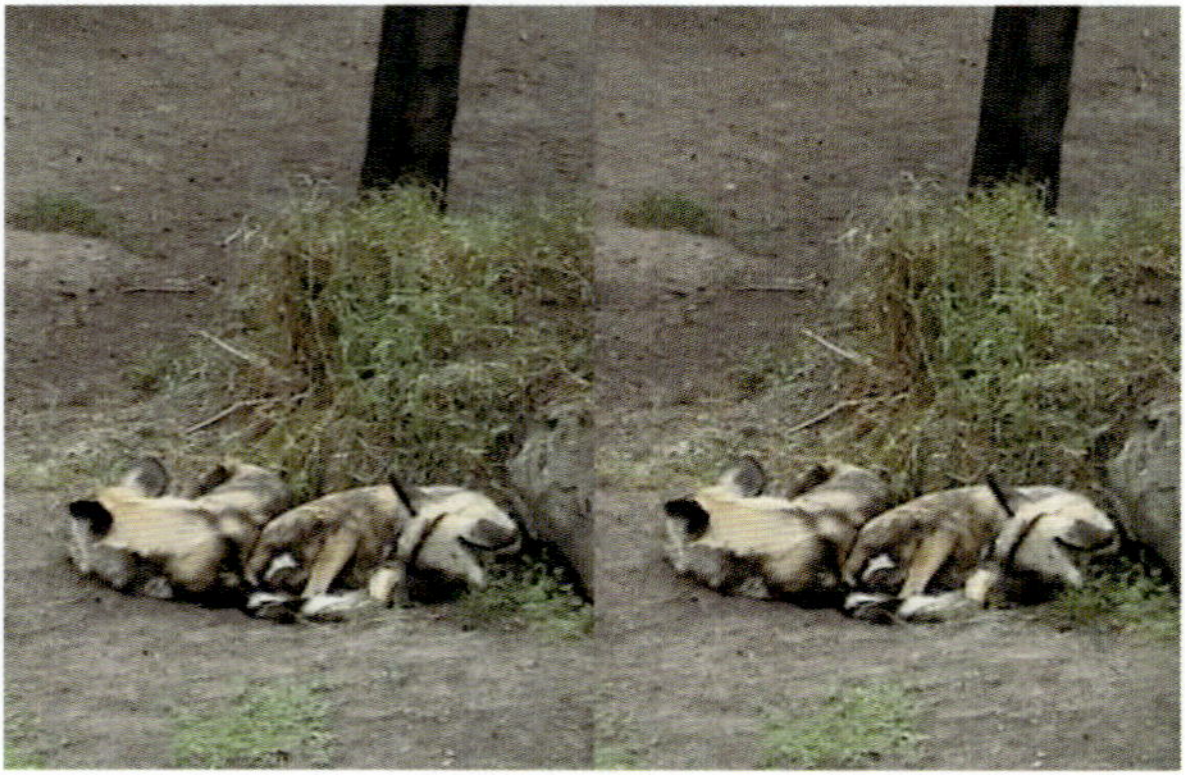

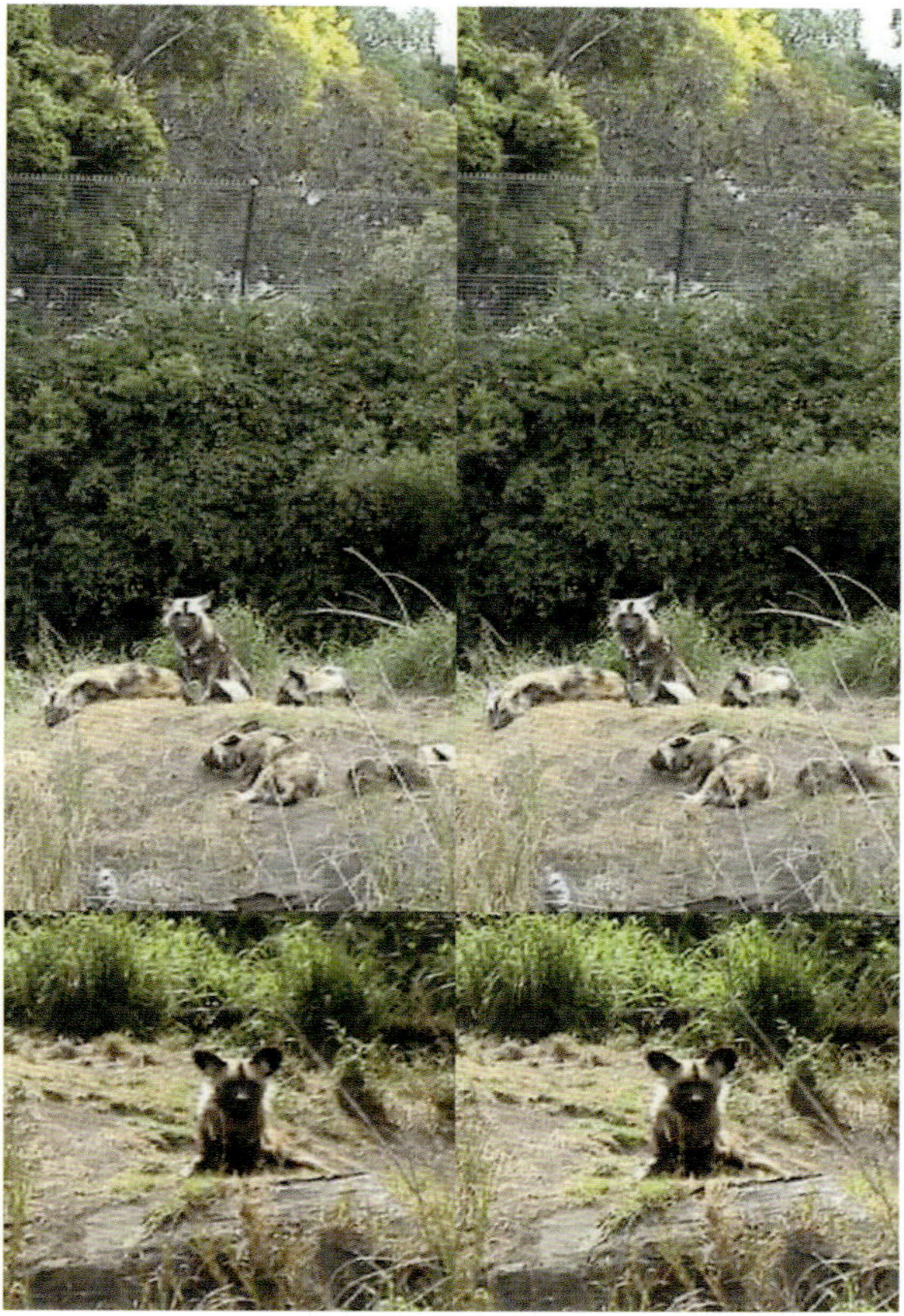

㊾リトルペンギンは可愛いパレードで有名

18種のペンギンの中で最小の種。オーストラリア南部やニュージーランド沿岸などに住む。砂浜に巣を作り、昼は遠い海に出かけて潜水して魚を取り、夜は巣に戻る。

メルボルンから車で約2時間かけて行けるフィリップ島でこのペンギンが海から戻る場面を観察したことがある。夕方、海岸に次々と十数匹ずつの「部隊」が到着して、砂浜をよちよちと行列行進して横切り、巣のある場所に戻っていく。これが有名なペンギン・パレードだ。大変可愛いらしく、しかも極めて不思議な天然のイベントだ。

［下はパラレル法、左はクロス法で眺めよう］

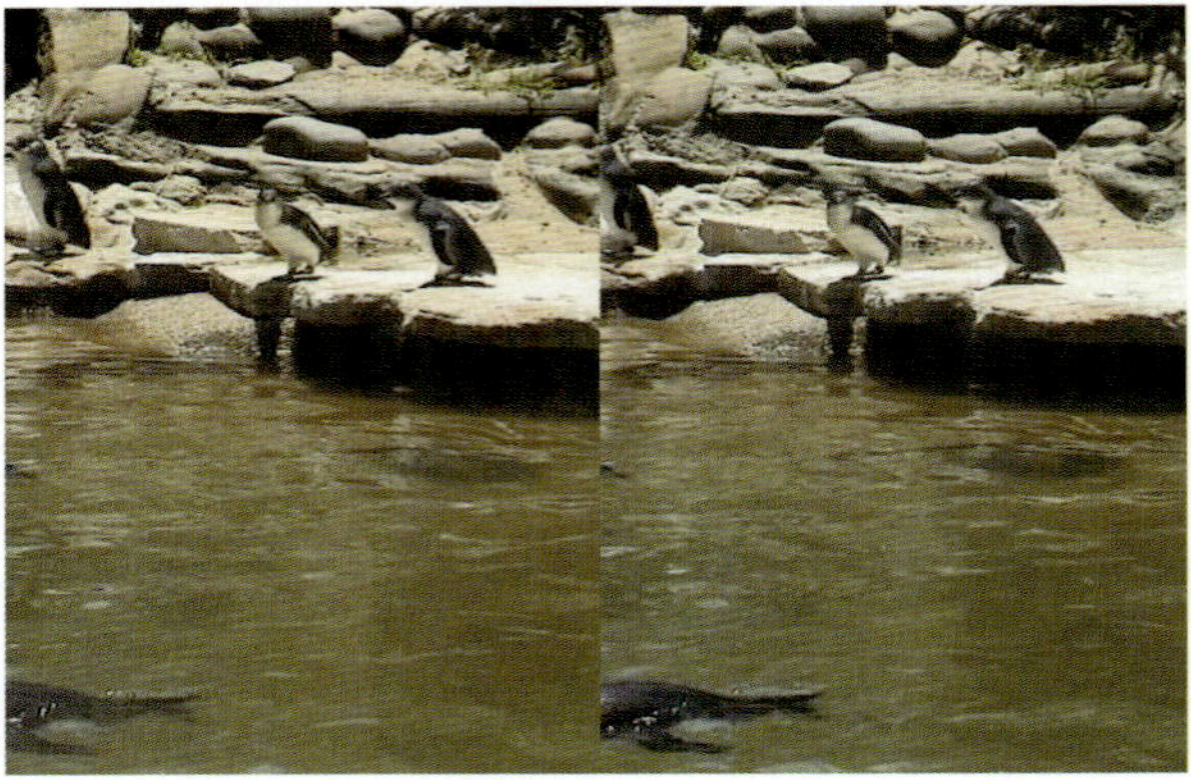

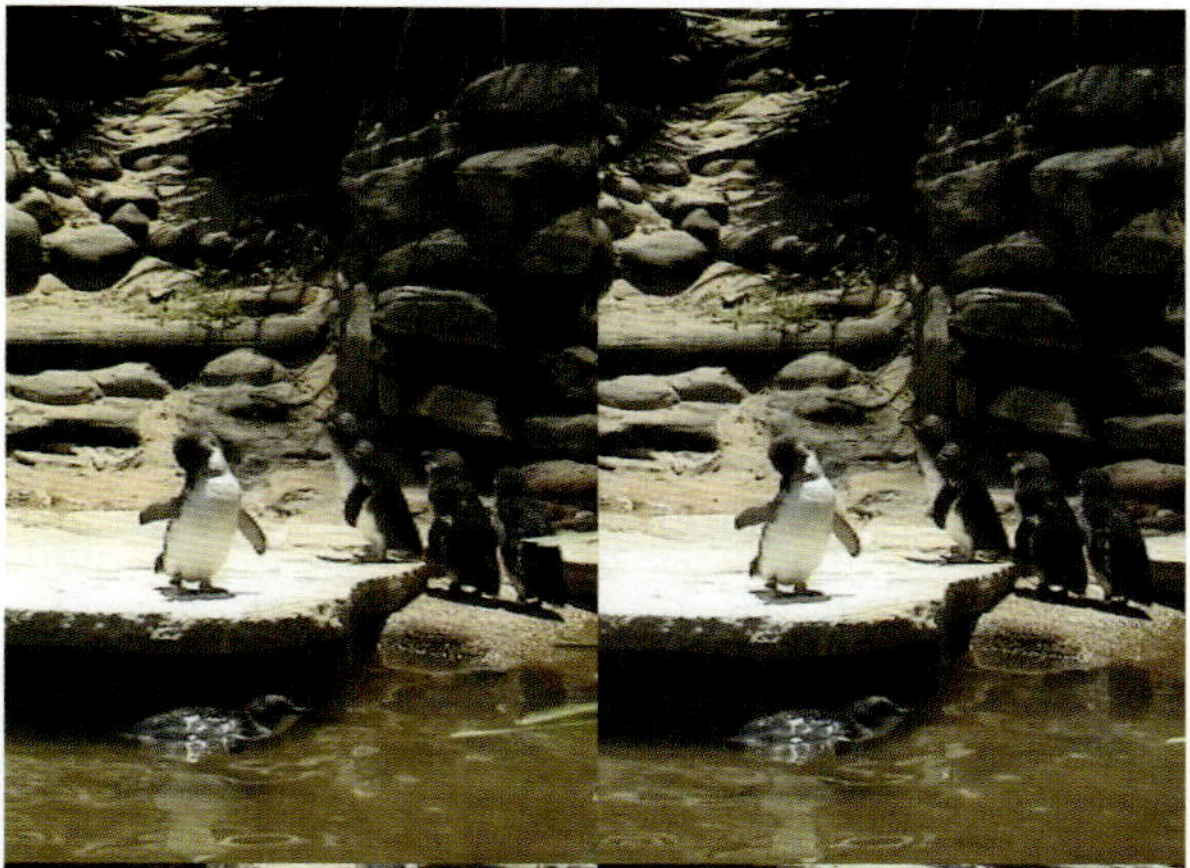

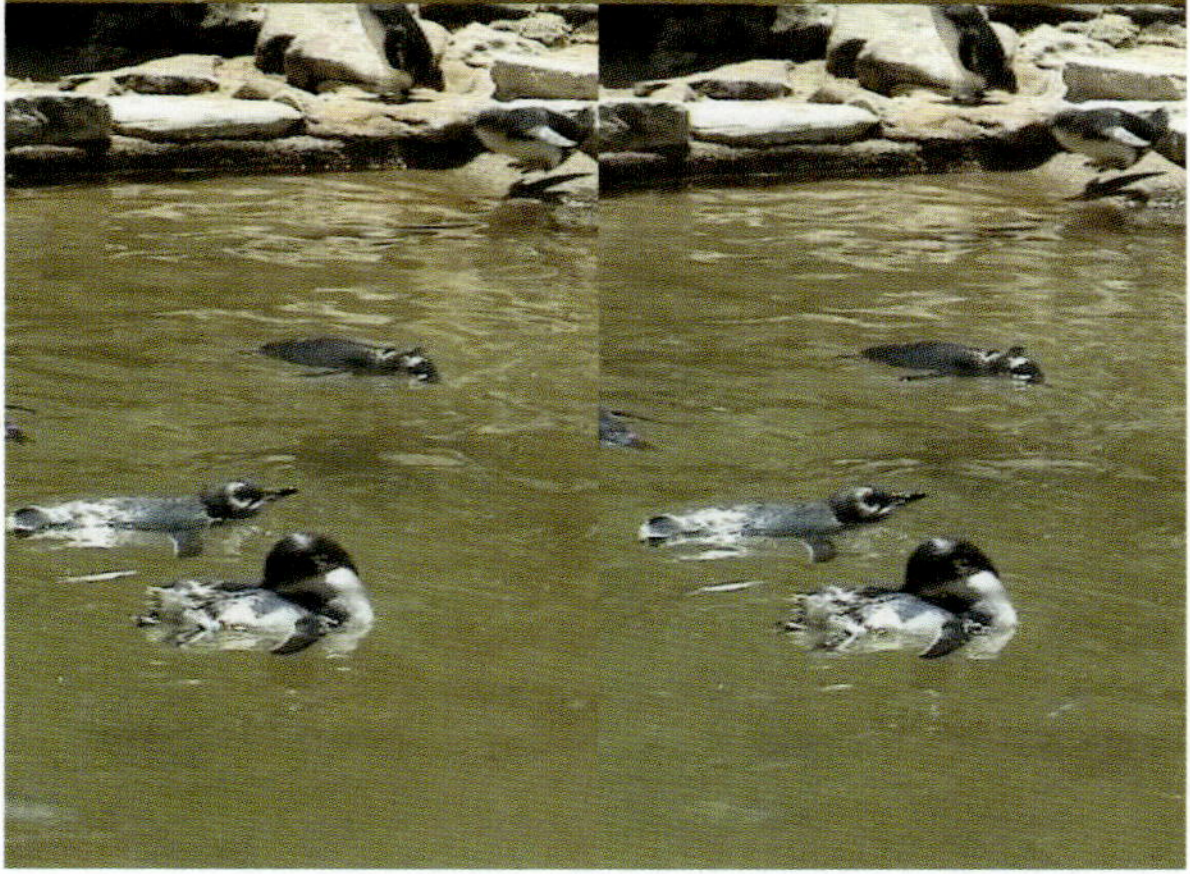

㊿ルリコンゴウインコは開発で激減した

パナマ東部からブラジル東部にかけて分布するオウム科の大型のインコ。全身はコバルトブルーで、くちばしは黒く、その上部は黄緑、胸腹部は黄色。顔は羽がなく白いが、黒い羽毛が並んで線状になり、しわのようにも見える。寿命は20年以上と長い。

体長は約80センチ、そのうち尾が50センチある。オウム目には約330種のオウムやインコがいる。コンゴウインコの仲間はいずれも大きい。南米の広い範囲に住むが、森林伐採などの開発により激減した。写真はシンガポールで撮影した。

［下はパラレル法、左はクロス法で眺めよう］

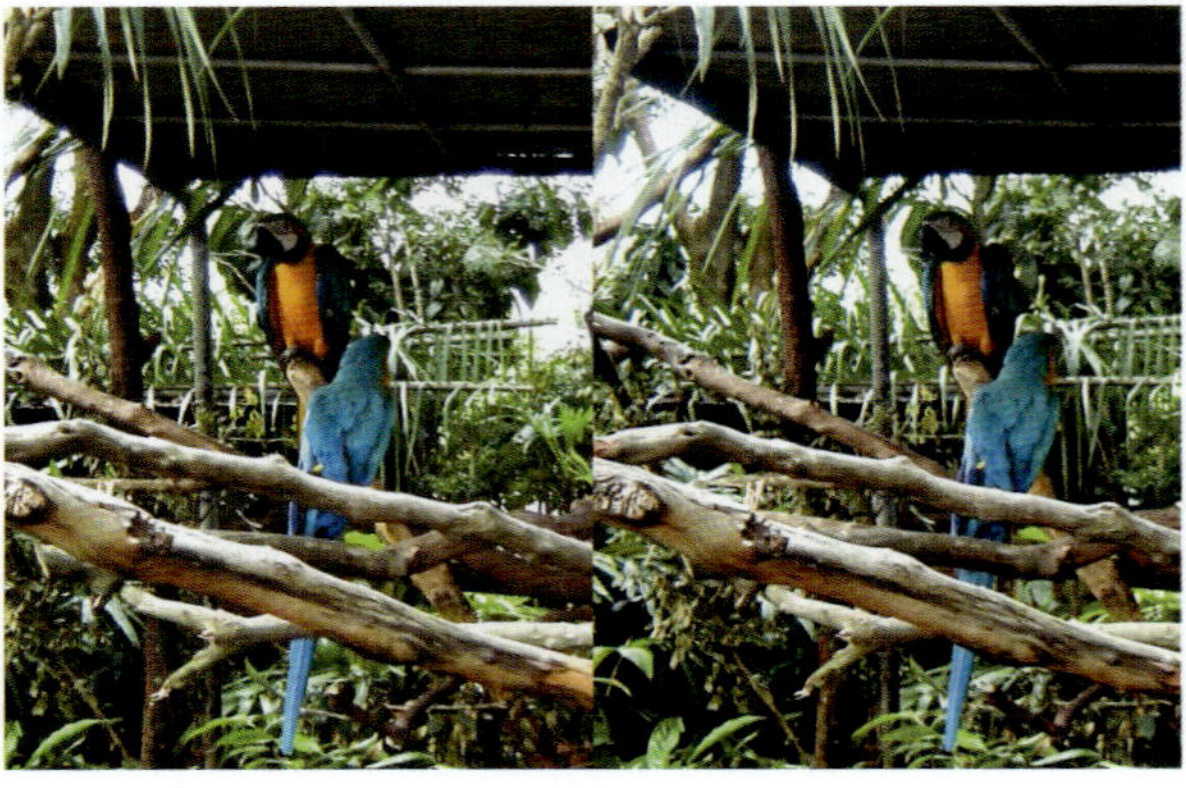

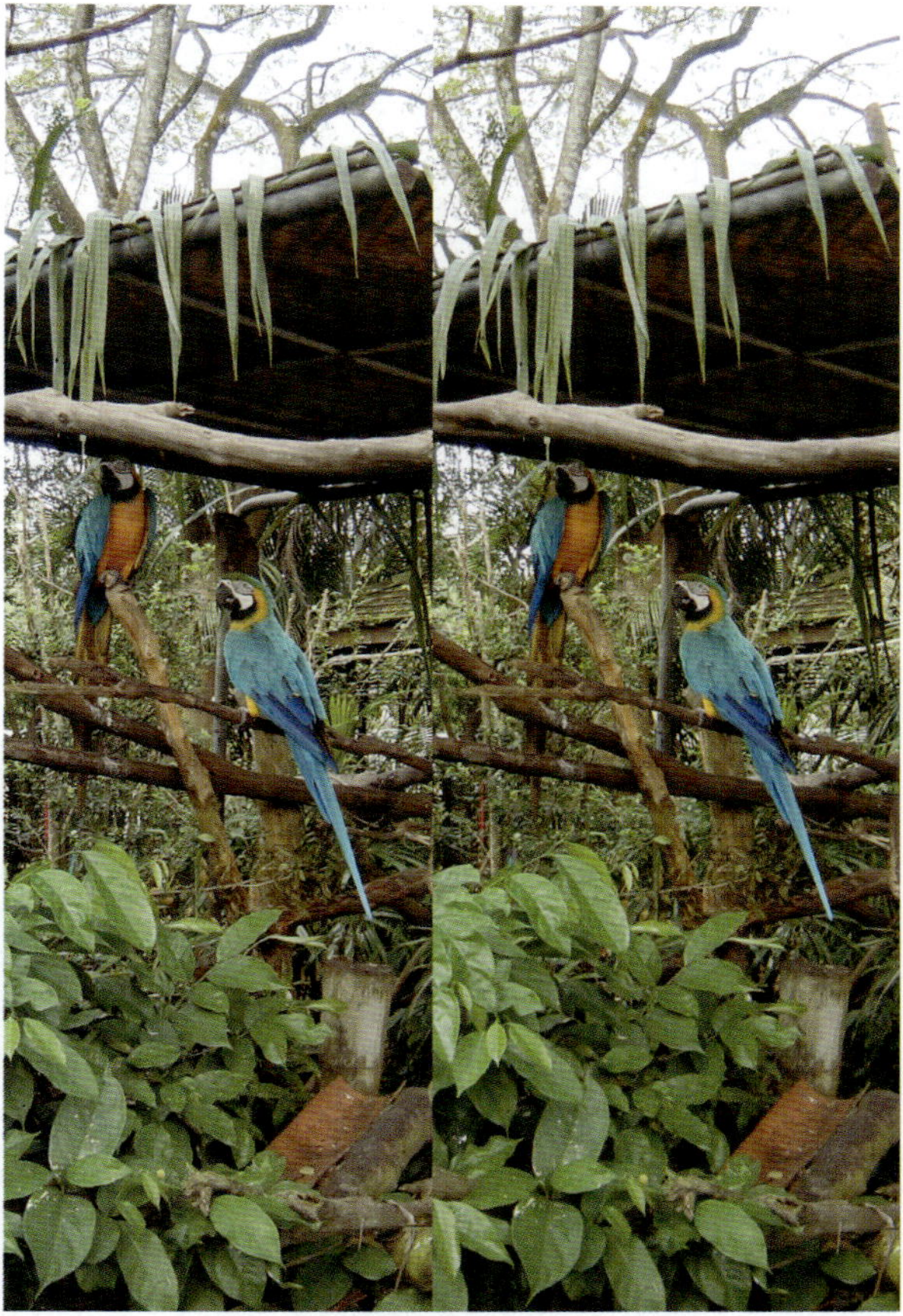

⑤①レッサーパンダは木登り上手の人気者

体毛が栗色なので、欧米ではレッドパンダと呼ぶ。ネパールから中国南西部の標高2〜4千メートルの高地に単独で縄張りを作って住む。竹や竹の子、木の実、小動物を食べる。尾が長くリング状の模様がある。頬、耳に白斑があって可愛い。手首を使って物をつかむ働きが発達しており、木登りが得意だ。写真はシドニーで撮影。

無防備な寝姿が木の枝にひっかかったぬいぐるみのようで可愛いかった。見た人はみな微笑んでしまうほどの人気者だが、5千頭以下と推定され、絶滅が心配される。

[下はパラレル法、左はクロス法で眺めよう]

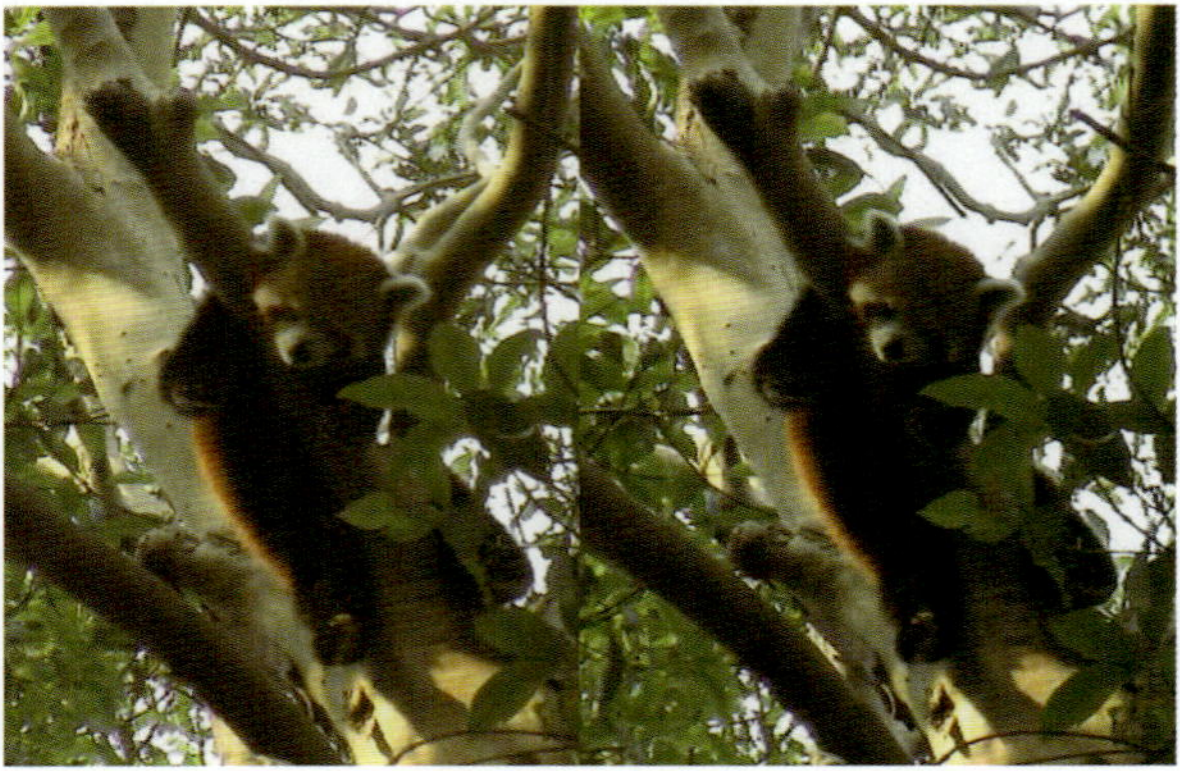

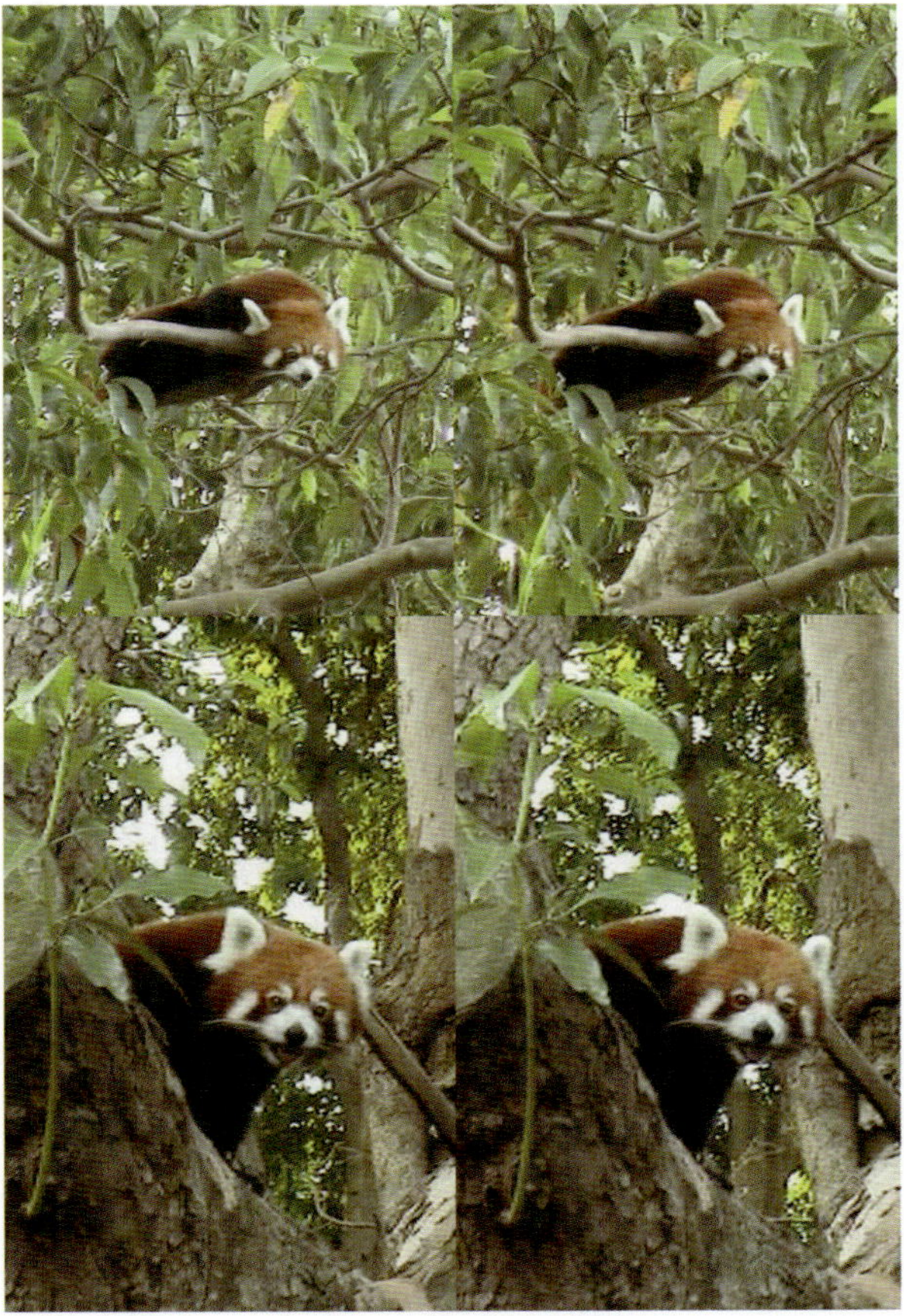

⑤②ロバはエジプトで家畜化しウマより長寿

奇蹄目ウマ科のほ乳類で英語名はドンキー。祖先はアフリカの野生ロバという。約6千年前にエジプト人が家畜化した。

ウマより小さく、肩の高さは約125センチ。耳が長く、体毛は灰色だが腹部と鼻ずらの毛が白い。たてがみが短く、尻尾の先の毛がふさふさしている。ウマよりも脚が強く、山道にも適し、荷物の運搬で活躍した。ウマより長寿で25~50年生きる。

目に哀愁があり、優しさ、親しみを感じさせ、童話にもよく登場する。左はタスマニアの牧場で、下はシンガポールで撮影。

[下はパラレル法、左はクロス法で眺めよう]

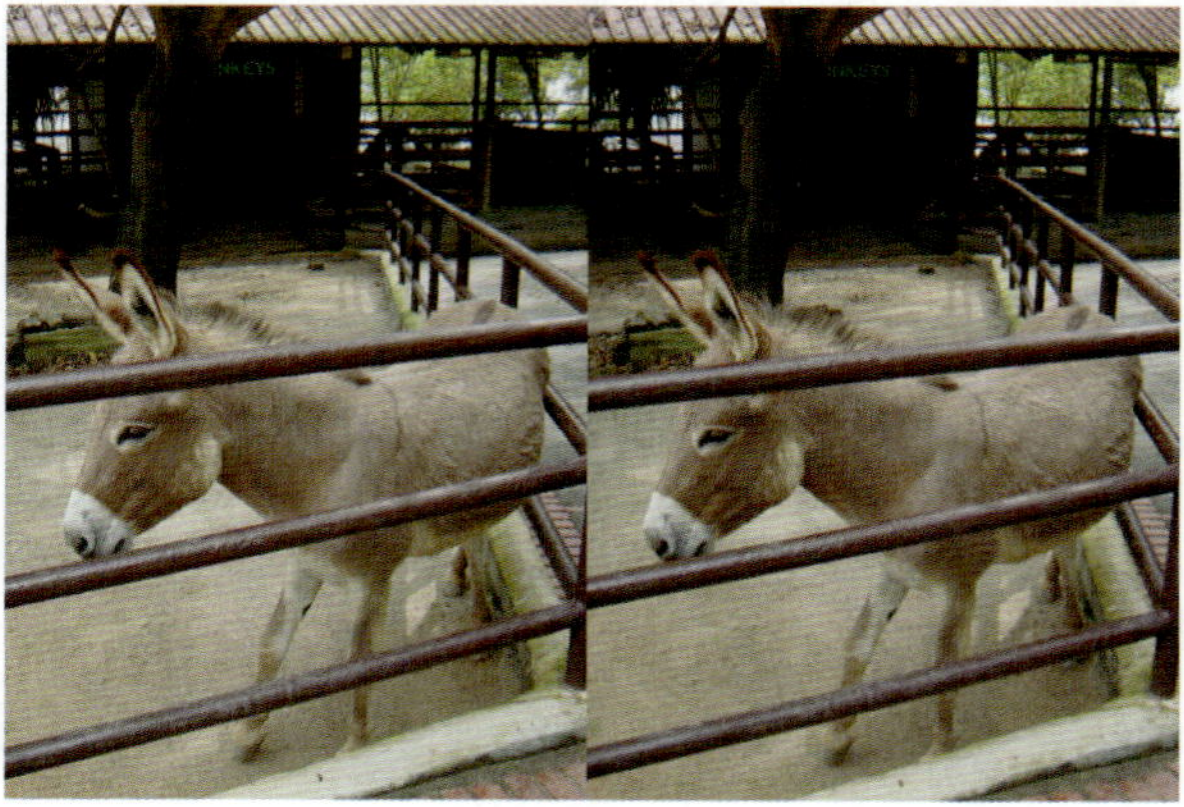

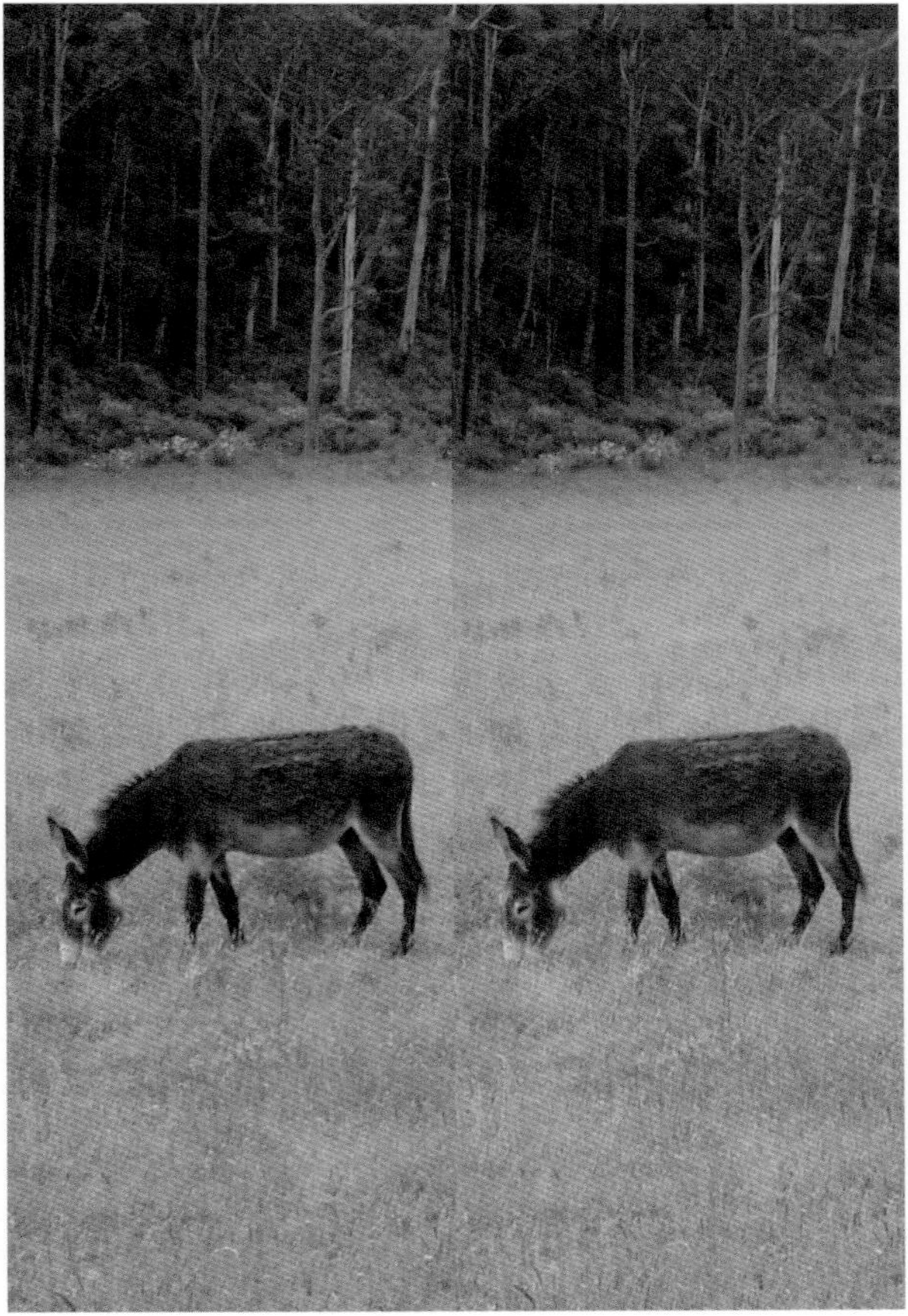

4章

栗田式なら視力が改善するだけでなく、速読力も短期間で身につく！

読書の情報処理を変革するSRS速読のビジョン

本書のねらいとする「眼力の変革」は、速読法を軸とする能力開発法の訓練体系の中核をなしています。そこで本書でも速読法の説明をしておく必要があります。

ただし、この本の趣旨は、速読力そのものを訓練するものではないため、速読法に関わる基本概念と訓練の見取り図を紹介するにとどめておきましょう。

読書を初めとするあらゆる知的な情報処理には、

「入力→処理→出力」

という一連の働きがあります。ここで、

「入力」とは情報を入れること（＝読むこと）、

「処理」とは情報を内部で独自の仕方でとらえること（＝理解すること）、

「出力」とはとらえた結果に基づいて反応すること（＝活用すること）です。

栗田式速読法は、その一連の知性の働きを

「分散入力→並列処理→統合出力」

という新しい方式に進化させて、情報処理能力を加速するオリジナルな技術です（1

74頁図を参照）。この結方式を、簡単に「分散並列統合能力」とも呼びます。

従来の「入力」を「分散入力」にするには、「目づくり」訓練と呼ぶ一連のトレーニングを通じて、大きな視野を用いて素早く「まるごと入力」する能力を獲得します。具体的な成果では、初級速読法の10回の講習によって、10倍速の速読を目指します。後述するように受講者の成果は実際に平均10倍を超えています。

従来の「処理」を「並列処理」にするには、「心づくり」訓練と呼ぶ一連のトレーニングを通じて、潜在意識を一気に用いて効率的に処理する能力を獲得します。具体的には中級速読法の10回の講習を通じて、50倍速の速読を目指します。実際に、中級受講者の成果は平均50倍を超えています。

従来の「出力」を「統合出力」にするには、「手づくり」訓練と呼ぶ一連の訓練を通じて、意識の場を一気に操作して、インパクト情報出力をする能力を獲得します。具体的には上級速読法の10回の講習で、70倍速以上の速読を目指します。実際、上級受講者の成果は平均70倍を超えています。

以上の説明と次図をよく見比べ、「速読で達成する分散並列統合能力」を獲得する変革のビジョンが明晰に思い浮かべられるように理解していただきたい。

「情報処理の3段階を変革して新方式を目指す」

◆インプット（INPUT）

入力→分散入力

「目づくり」訓練により、大きな周辺視野を用いた素早い「まるごと入力」の力を獲得する。

→ 初級訓練で10倍速読を達成

◆プロセシング（PROCESSING）

処理→並列処理

「心づくり」訓練により、潜在意識を用いた見通しの良い効率的な並列処理を実現する。

→ 中級訓練で50倍速読を達成

◆アウトプット（OUTPUT）

出力→統合出力

「手づくり」訓練により、意識の場を一気に操作してインパクトのある情報出力を行う。

→ 上級訓練で70倍速読を達成

読書の進化の道筋を知ろう

情報処理の３段階をどう変革するかというビジョンは、きちんと描けたでしょうか。これは能力開発の道筋の「出発点」（入力→処理→出力）と「目的地」（分散入力→並列処理→統合出力）を明確に設定したことになります（前図参照）。

実際に変革をなしとげるためには、第２のビジョンとして、「途中の道筋」を明確にする必要があります。これがきちんとしているかいないかが、実際に目標を達成できるかどうかに大きな影響を与えます。

速読の進歩の道筋のビジョンとして、栗田式速読法では、以下の４段階を設定します（１７７頁参照）。

①「かたつむり読書」とは、毎分三百字程度で一字一字ゆっくりと読む読書です。これは小学生低学年程度の方式です。

②「尺取り虫読書」とは毎分一千字程度で、一行ずつ分かち書きの方式で読み進む読書です。これは小学校の高学年から通常の成人まで、ほとんどの人が行っている読書の方式です。

③「面の読書」とは、二行以上ずつ、文字の配置を面的にとらえて読む方式で、これが初級速読で目指す新しい読書方式です。

④「蝶の読書」とは、頁の広がりを空間の中の出来事と見なして読む方式で、上級速読の方式です。

以上の4方式のうち、①、②の2方式を「音の読書」と総称します。「音の読書」には表面意識を用いて中心視野から情報を読み取るという特徴があり、しかも毎分五千字以下の「遅い読書」です。「音の読書」には、「一行読みをする」という決定的な特徴があり、これが読書に対する古いパラダイム（パラダイムとは物事をとらえる枠組みのことです）にとらわれているのが特徴です。

4方式のうち、③、④の2方式を「光の読書」と総称します。これは潜在意識と周辺視野を活用して、多行読みをするもので、しかも毎分五千字以上の高速読書です。これが目指すべき新しい「速読のパラダイム」となります。

実際の訓練では、音の回路を用いる従来の「音の読書」を、心身の総合的な訓練を通して、最高度に加速して、「光の読書」へと「進化させる」ことを目指すのです。

本書で紹介した立体視の訓練は「光の読書」を支える眼力を作る基礎訓練なのです。

◆読書の進化のビジョン◆
「音の読書」から「光の読書」への道筋を進もう

●かたつむり読書

毎分300字程度で１字１字ゆっくりと読む読書。小学生の低学年程度。

●尺取り虫読書

毎分1000字程度で１行ずつ分かち書きで読む。普通の成人の読書。

■音の読書

毎分300字程度で１字１字ゆっくりと読む読書。小学生の低学年程度。

●面の読書

２行以上ずつで文字の配置を面的にとらえて読む初級速読の方式。

●蝶の読書

頁の広がりを空間の中の出来事と見なして読む。上級速読の方式。

■光の読書

潜在意識と中心視野を活用して多行読みをする毎分5000字以上の高速読書。

速読の通常クラスの成果は平均20倍以上に

栗田式速読法の方式に従って訓練すると、どのような成果が得られるのでしょうか。

栗田式の速読講習には、①週一回3時間ずつ10週間の「通常コース」、②週一回8時間ずつ5週間の「集中コース」、③一泊二日20時間の「一泊研修コース」の3種類があります。また④通信教育もあり、過去4万数千人以上の人が受講しました。

前著『3D写真で目がどんどん良くなる本』では、③の成果の一部を紹介しました。東京の京王プラザホテルでは、1992年11月から2000年7月までに、栗田式初級速読法の一泊研修会が年2回ずつ16回開催されました。その参加者は832人になりますが、5倍突破者は98%、6倍突破者は96%、7倍突破者は93%、8倍突破者は89%、9倍突破者は87%、10倍突破者は78%となりました。

すなわち、一泊の講習では、「5人に4人が10倍突破」と覚えておけます。

これを倍率で見ると、一日目には4・8倍（平均4706字）、二日目には17・3倍（平均17029字）という結果になっています。

それに対して、通常コースでの成果はどうでしょうか。たとえば、木曜日に約70名ずつ集まって行われるクラスでの成果は、過去10クラス（すなわち約７００人）の結果を見ると、10回全部出た人は、全員10倍突破をしています。その毎分の読書速度はどのクラスも平均二万字以上になり、倍率は20倍以上になりました。

このような成果を出す根底に、眼力を確実に高めるための諸訓練があるのです。

それ以外にも、４つの大きな特徴があります。

第１の特徴は、毎回の訓練の中で、さまざまな角度からのデータを得て、それらをすべて統計的に解析して次回に示すことです。これを定量性と呼びます。定量性が栗田式速読法の科学的な側面を保証しています。

第２の特徴は、栗田式速読の講習では毎回異なる内容を体系的に指導することです。これを多様性と呼びます。

第３の特徴は、そのすべてが一分単位で実行できる容易な訓練であることです。これを簡潔性と呼びます。

第４の特徴は、人間の能力を心身の６つのシステムに分解して、それぞれを訓練することで、心身を総合的に高めることを目指すことです。これを総合性と呼びます。

定量性、多様性、簡潔性、総合性が極めて効率の良い能力開発法を実現するのです。

心身の6つのシステムを訓練で高める

心身の6つのシステムとは、第1は「運動系」、第2は「自律系」、第3は「感情系」、第4は「心象系」、第5は「言語系」、第6は「潜在系」と呼ばれるものです。

「運動系」は関節や筋肉運動の働きを示し、「自律系」は内臓とそれを動かす自律神経系の働きを示し、「感情系」は感情や情緒の働きを示し、「心象系」は感覚とイメージ能力の働きを示し、「言語系」は言葉を操作する働きを含む知的能力や認知機能を示し、「潜在系」は以上5つでは分類しきれない働きを総称し、潜在意識の働きや代謝の働きも含みます。毎回の訓練では、これら6つのシステムの働きをそれぞれ刺激し活性化する訓練を行いながら、心身の全体的な能力を高めます。実際、各1分程度の訓練を組み合わせると、毎回の2時間余の講習で読書速度は約2倍にアップするのです。6つのシステムを刺激するために、個別に活性化する訓練が指導されます。

①「運動系」の訓練としては、手足の訓練や眼球訓練があります。ここには私が提唱した「指回し体操」も含まれます。指回しでは「巧緻性《こうちせい》(=器用さ)」と「敏捷性《びんしょうせい》」を高めるためにさまざまなやり方があります。他にも独自の訓練が用意されています。

②「自律系」の訓練としては、「共鳴呼吸法」と呼ぶ一群の訓練があります。これはゆっくりとした呼吸運動に、感覚の働き、心象の働き（イメージする働き）、身体の運動、感情の働きなどを同調させていくユニークな方法です。

③「感情系」の訓練としては、豊かで安定した感情や情緒の状態にした上で、目的意識と問題意識を高めつつ、意欲的な姿勢で取り組むことを指導します。

④「心象系」の訓練としては、感覚に注意を払い、感受性を鋭敏にする一連の訓練と、映像を空間的に操作する一連のイメージ訓練とを指導します。周辺視野を刺激して視覚的な認知力を高める特殊訓練もここに属します。本書で紹介した３Ｄ訓練もここに属しています。

⑤「言語系」の訓練としては、周辺視野の認知力を高めながら、従来の一行読みを、次第に加速しつつ多行読みに自然に転換させていくための一連の訓練を行います。

⑥「潜在系」の訓練としては、夢を活用する方法と、共鳴力を高める独自の訓練を指導します。共鳴力を高める訓練はアメリカの特許を取得しています。

１９９１年10月からは各クラスが一貫した内容で指導され、全クラスに通し番号がついています。２００２年２月で、第３８６クラスまで終了しました。

SRSは「地球の能力開発」

SRSは「地球の能力開発」というキーワードを大事にしています。これは私たち人間が、地球に誕生した知性の一形態として、その果たすべき役割を最大限に果たしながら、地球のより良い生命環境の維持を目指すためのキーワードです。そのためには私たち自身がもっともっと能力を開発して、見識を深め、行動力を持つ必要があります。人間の意識の場を深く追究すると、地球上で何億年という歳月をかけて進化しながら築き上げて来た遺産が、意識の場と身体の場のさまざまなシステムに投影されており、現在の私たちの認知力、理解力、判断力、想像力、連想力、推理力、思考力、創造力はすべてその土台の上に成立していることがわかります。

本書で扱った「眼力」も、地球に適応した結果として進化してきたものです。

本書で紹介したさまざまな動物たちは、その進化の道筋を、よりふくよかなイマジネーションの広がりの中でとらえていただくための基礎知識として役立つでしょう。

そのような働きを、未来により良い形で延長しながら、「母なる地球」の上で、より豊かで充実した生命活動を行っていくことをSRSは念願しています。

		想起法	心場法	発想法		
	気力法	直観法	活夢法	創造法	知力法	
気活法	調和法	瞑想法	心象法	記憶法	感覚法	活語法
福徳法	共鳴法	心身法	SRS	速読法	眼力法	学習法
応響法	呼吸法	健康法	教育法	速書法	企画法	思考法
	重力法	散歩法	行動法	旅行法	心力法	
		高揚法	運命法	反応法		

◆SRSで学ぶ36分野の配置図。3D訓練を含む眼力法もここに含まれる。中央の枠を取り囲む8つの分野が、SRSの主要分野である。

おわりに

本書では私が提唱したＳＲＳ能力開発法の眼力法の紹介をしました。

ＳＲＳは速読力を入り口とする能力開発の体系で、人生を情報の流れとしてとらえ、情報処理の三段階（入力、処理、出力）を改善しながら、心の世界の改築を軸にして生活の内容を高め、高度の意識に基づいて人生を健全かつ幸福に生きていくことを目指します。

ＳＲＳには８つの大きな部門（速読法、速書法、記憶法、心象法、瞑想法、心身法、健康法、教育法）があり、その訓練は能力のあらゆる側面を改善し、全身の機能を向上させ、心の働きを高めます。過去４万数千人以上の人に直接指導がなされ、文部大臣認可・生涯学習開発財団の協賛を得て定期的に速読検定が行われています。インストラクター資格を持った人が２５０名以上誕生しています。ＳＲＳ速読の講義では、過去３８５コースを越えるすべてのクラスで約20時間の講習で必ず読書速度のクラスの平均値が初回に測定した速度の10倍を突破する実績を得ています。ＳＲＳは多数の企業や団体で講習が行われ、ＳＲＳ研究所で定期的に実践的な指導が行われています。

SRSの多様な技術は科学的に検証され、国内、国外の学会で120回以上の報告がなされました。速読法、記憶法、活夢法、健康法、イメージ訓練、その他能力開発法全般に興味をお持ちの方は左記までご連絡ください。速読法・記憶法には、教室だけでなく、通信教育教材、ビデオ教材も準備されています。

[問い合わせ先]
東京都文京区千駄木3の10の25 千駄木ヒルステージ301号
エスアールエス研究所
[電話] 03―3821―3197 [ホームページ] http://www.srs21.com

ホームページでは、立体視をしながら植物を学ぶ3D植物園を見ることができます。

◆以下の拙著も参照してください。

『本がいままでの10倍速く読める法』三笠書房・知的生きかた文庫(2002年)
『3D写真で目がどんどん良くなる本〈風景編〉』三笠書房・王様文庫(2001年)
『楽しく遊んでみるみる目が良くなるマジック・アイ』ワニブックス(2001年)
『楽しく遊んでみるみる目が良くなるマジック・アイ2』ワニブックス(2001年)
『「夢見の技術」で頭がよくなる』光文社(2001年)

『速読法と記憶法』ＫＫベストセラーズ（２００１年）
『視力低下は自分で回復できる！』青春出版社（２００１年）
『栗田博士の驚異の速読法』学研Ｍ文庫（２００１年）
『肩こりはこれで治せる』廣済堂出版（２０００年）
『目標達成の方法』ＰＨＰ研究所（２０００年）
『奇跡を呼ぶ指回し体操』学研Ｍ文庫（２０００年）
『潜在意識開発法』ＫＫベストセラーズ（１９９９年）
『心身の科学　第1巻～第25巻』ＳＲＳ研究所（１９９６～２０００年）
『栗田博士の活夢法入門』廣済堂出版（１９９８年）
『知性を高める共鳴速読法』廣済堂出版（１９９８年）
『なぜシマウマは胃潰瘍にならないか。ストレスと上手につきあう方法』Ｒ・Ｍ・サポルスキー著、栗田昌裕監修、森平慶司訳、シュプリンガー・フェアラーク東京（１９９８年）
『子供の頭をよくする手指刺激術』ＫＫベストセラーズ（１９９７年）
『1日15分の知的散歩術』廣済堂出版（１９９７年）
『栗田式奇跡の速読法』ＰＨＰ研究所（１９９７年）
『栗田式記憶力ハンドブック』ＰＨＰ研究所（１９９７年）
『共鳴力の研究』ＰＨＰ研究所（１９９７年）
『知の技術・勉強の仕方を磨く81の法則』大和書房（１９９６年）
『視力ハッキリ！　目の疲れ回復法』青春出版社（１９９６年）
『栗田博士の超記憶法』廣済堂出版（１９９６年）
『脳を鍛える速読術』廣済堂出版（１９９５年）

『栗田式超健康法』廣済堂出版（１９９５年）
『肩こりで悩むなんて』朝日ソノラマ（１９９５年）
『栗田式新指回し健康体操』廣済堂出版（１９９４年）
『読書速度が10倍になる本』コスモ・トゥー・ワン社（１９９４年）
『栗田式超呼吸法』廣済堂出版（１９９４年）
『栗田博士の頭と体を良くするＳＲＳ気功法』ＫＫロングセラーズ（１９９４年）
『栗田博士の視力がよくなる眼力トレーニング』ＫＫロングセラーズ（１９９３年）
『栗田博士の速読法であなたの能力は全開する』ＫＫロングセラーズ（１９９３年）
『栗田博士のからだの痛みを取る本』ＫＫロングセラーズ（１９９３年）
『ＳＲＳ記憶法』ダイヤモンド社（１９９３年）
『心が強くなる本』ＰＨＰ研究所（１９９３年）
『驚異のイメージ訓練法』廣済堂出版（１９９３年）
『症状別・まわひねりき健康体操』廣済堂出版（１９９３年）
『指回し健康体操・実証編』廣済堂出版（１９９２年）
『指回し健康体操が頭と体に奇跡を呼ぶ』廣済堂出版（１９９２年）
『本当の自分に目覚める本』ＰＨＰ研究所（１９９２年）
『みんなできた!!　一分20ページ読み・速読塾』文園社（１９９２年）
『頭が良くなるコツがわかる本』コスモ・トゥー・ワン社（１９９１年）
『人生を拓くＳＲＳ速読法』ネスコブックス（文藝春秋）（１９８９年）
『応用自在システム速読法』カドカワブックス（角川書店）（１９８８年）

本書は、本文庫のために書き下ろされたものです。

3D《スリーディー》写《しゃ》真《しん》で目《め》がどんどん良《よ》くなる本《ほん》【動物編《どうぶつへん》】

著者　栗田昌裕（くりた・まさひろ）

発行者　押鐘冨士雄

発行所　株式会社三笠書房

〒112-0004 東京都文京区後楽1-4-14

電話　03-3814-1161（営業部）03-3814-1181（編集部）

振替　00130-8-22096　http://www.mikasashobo.co.jp

印刷　誠宏印刷

製本　宮田製本

ISBN4-8379-6133-9 C0176

王様文庫